CARE

Good Care ,
Good Living

CARE

Good Care ,
Good Living

CARE

Good Care ,
Good Living

CARE

Good Care ,
Good Living

CARE
Good Care ,
Good Living

care 60

希望你用不到，但一定要知道的

長照

口述：黃勝堅、翁瑞萱

採訪整理：二泉印月

插畫：小瓶仔

責任編輯：劉鈴慧

美術設計：張士勇

校對：陳佩伶

出版者：大塊文化出版股份有限公司

台北市10550南京東路四段25號11樓

www.locuspublishing.com

讀者服務專線：0800-006689 TEL：(02) 87123898　FAX：(02) 87123897

郵撥帳號：18955675　戶名：大塊文化出版股份有限公司

法律顧問：董安丹律師　顧慕堯律師

版權所有　翻印必究

總經銷：大和書報圖書股份有限公司

地址：新北市五股工業區五工五路2號

TEL：(02) 89902588 (代表號)　FAX：(02) 22901658

製版：瑞豐實業股份有限公司

初版一刷：2018年11月

定價：新台幣450元

ISBN：978-986-213-925-7

Printed in Taiwan

希望你用不到,但一定要知道的

長照

口述:**黃勝堅、翁瑞萱**

採訪整理:**二泉印月**

目錄

序

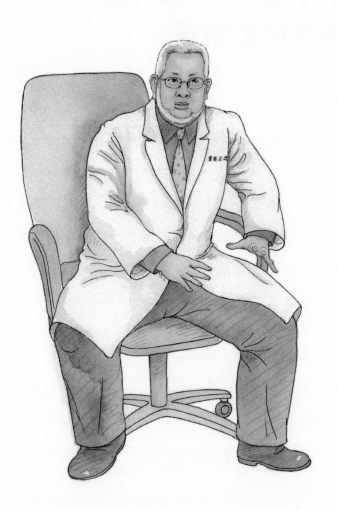

放下身段，「以人為中心」的高價值服務

黃勝堅

　　記得我在台大剛升上主治醫師時，謝博生教授特別叮嚀：「不要教學生太多專業東西，醫學浩瀚無窮盡，五年、十年就一變，但做人道理是不會變的，一定要教會學生懂得設身處地去關心病人和家屬。這套普世價值，才是歷久不衰的！」這些年來，走入社區，對謝教授的特別叮嚀，感受很深。

　　老化與失能依賴、死亡，是息息相關的，很多人說政府現正推動長期照護，靠著增設養護機構即可照護老人，以臺北市的寸土寸金，加上也沒有這麼多照服員。大數據預測，就算安養機構以最大速

度增加，失能者照護的缺口，仍然會越來越大。以安養來講，臺灣目前在機構養老的約占 11%，自行聘請外籍看護的約 28%，顯見機構並不能解決民間長照的需求，還有近 61% 的失能、失智老人，要託付給誰幫忙照顧？

2017 年，長照 2.0 計畫 7 月上路，服務項目從 8 項增為 17 項。民眾看似可獲得更多服務，但有多少人知道該怎麼申請？不只弱勢族群，即便是一般民眾，長照資源就擺在那裡，若沒人指引、說清楚，申請好比九彎十八拐。

大環境的景氣好嗎？全民薪資幾乎處於凍漲，請不起外籍看護、老人送不進安養機構的家庭怎麼辦？住在沒電梯的老舊公寓，即便就在二樓、三樓，每次就醫需靠兒孫揹下揹上，老人家看在眼裡於心何忍，索性就不看病了。替代的是由親人到醫院拿藥，這樣的醫療品質，有可能好嗎？失能失智

的老人有生活照顧的需要，同時也有醫療的需求；但長照 2.0 對他們而言，是「看得到、吃不到」，常規醫療對他們而言反而是負擔，正所謂「醫中無養，養中無醫」。大家都知道「醫養結合」是解決老化社會的良方，問題是大家都不知道如何去執行。

　　全世界都在談「高價值」服務，面對銀髮海嘯，是危機也是契機；落實長照的醫養結合，經由公家、私人兩相協力，大家共創價值。如何創造高價值服務？其實很簡單，以人為中心，跨專業、跨機構、跨制度整合，由單一窗口負責聯繫，連結社政、民政、衛政等資源，協同合作幫忙病人，而不是讓病人與家屬自行去摸索找資源。

　　2017 年，臺北市聯醫在大同區的斯文、揚雅、蓬萊三個里，試辦社區整合照護模式，由四位個案管理師和鄰里長緊密結合，連結醫療、社政、衛政等 14 個 NGO 單位，當弱勢家庭有任何生活需求時，

個管師幫忙負責把資源拉進來，一條鞭式的運作，民眾真的很有感。目前更在衛生局與社會局的支持之下，在九個不同的區域複製相同的服務模式，希望能照顧更多弱勢民眾。

照顧弱勢者的前提，必須顧慮到個案的自主意願、喜好及需求，讓他們感受到有尊嚴的關懷，而不是以高高在上之姿，使他們覺得自己被施捨、同情。我常跟同仁講：「要把資源送到失能者或弱勢者手上，特別是身在第一線的個案管理師，必須放下身段、忍受挫折，因為經常得吃閉門羹、被拒絕，一再反覆的拜訪，十足誠意的展現，才有機會打開他們的脆弱封閉的心。」

臺北市聯醫在社區整合照護模式，秘訣無他，就是創造「放下身段，以人為中心」的高價值服務。承諾「從生到死」的關懷，走進社區、踏入民眾家，

不只有看病和提供服務，而是介入生活，守護生命，圓滿「醫養結合、無縫銜接」的全人照護理念。

讓民眾有感的長照
在地化經營

璩大成／臺北市立聯合醫院總院副院長

　　兩年多前開始，奉派擔任督導臺北市立聯合醫院社區長照的任務，從摸索中慢慢學習，逐步感受到民眾的需求，從而深深覺得，長照服務要能讓民眾有感，最重要的是：主動找出有需要的民眾，及時的提供他們所需要的服務。

　　主動，才能免除家屬奔波在各級政府、民間機構間多趟來來回回「缺這少那」補件的困境，並且找出社會邊緣無力求助的民眾。對符合申請長照資格的老人，出院前預先做好銜接準備，以減少申請流程及等待服務到位的時間，如此才能在民眾最無措的時候，提供及時的服務。

要能達成這樣的基本要求，最重要也是唯一的方法，就是在地化的經營，而整合在地資源，又是其中關鍵的成功因素。想做好在地的長照，提供者必須要能夠了解並結合民政、社政、衛政及民間組織的各種資訊、數據、資源，才能一次性的提供完整服務。

而其中的居家醫療與長照，更是如唇齒相依的兩項服務，例如有褥瘡的長照病患，若沒有居家醫療的在宅服務，最後可能因為褥瘡換藥或感染等問題，又得離開家被送進醫院；接受居家醫療照顧的褥瘡病患，若沒有長照的照服員來幫忙分攤身體清潔、擺位翻身，褥瘡不會好。唯有居家醫療和長照的完美結合，達到醫養結合的境界，才能滿足民眾在宅老化的願望。

因此，越來越多像臺北市立聯合醫院這樣提供居家醫療的醫療機構，參加了長照服務，結合居家

醫療的專業及長照的各項照顧服務，提供行動不便、就醫困難的民眾，能享有在地、即時、主動的五全照護。包括了北、中、南各地的診所以及長照機構，也陸續整合醫養結合的元素，加入了這個感人的新模式。

　　老化及少子化已經發生，勢不可擋，唯有現在積極的佈建可長可久、融入社區的出院銜接設備、居家醫療、長照、安寧體系，厚植在地人才，才能讓臺灣面對老人海嘯的來臨，能從容應變。

長路相伴

翁瑞萱

　　如果你是一位獨居老人，住在老舊的公寓三樓，因為行動不便，無法下樓，不論是外出購物、用餐、活動，甚至就醫，往後的日子該怎麼辦呢？

　　這不是假設，而很有可能是幾年後，你我身邊長者們的生活情景。我常在想，隨著進入高齡社會，失能人口也隨之增加，如何貼近需求，讓老人生活過得有尊嚴有品質，讓「在宅老化」不是夢想，而是能做得到的事實。

　　投入安寧照顧 15 年來，每當末期病人和家屬用茫然無助的眼神看著我，揪心之外，一再問自己：「是不是能夠再多幫忙些什麼？」為了找到答案，我

申請轉調到安寧居家照顧部門。

　　走進社區參與居家照顧後，看到許多在醫院時想都沒想到的現況，我懂了為什麼家屬才接病人出院沒幾天，又倉促的折返急診；然後一聽到「可以出院嘍！」有如驚弓之鳥，原來家屬害怕回家後，病人發生狀況時求助無門，家屬害怕要承擔他們所陌生的一切醫療專業照顧，所以成了老人家屬常和團隊拉扯的商量：「要不要再多觀察幾天？可不可以不要那麼快出院？」

　　了解家屬對於病人回家後照護的擔憂害怕，發現如果先為他們設想好出院後的長照銜接，讓病人和家屬一起參與團隊共擬的照顧決策，其實對病人回家這件事，不會太難，因為家屬知道，碰上問題有人可以立刻諮商、相幫，會放心多多了。

　　2011 年，與堅叔一起前進金山社區後，我深深體會優質的照顧團隊，是影響病人能否在宅善終的

關鍵，即使病人有強烈的意願要在家往生，但家屬會憂慮：

「阮兜啊無人死在厝裡過，誰會顧？」

「每天攏愛剉勒等，日子真恐怖咧！」

因此照顧團隊是否能讓病人家屬有信賴感、有信心，知道事到臨頭有團隊的陪伴，不會被棄之不顧，是考慮是否讓生命末期病人在家往生很重要的因素。

這幾年跟著堅叔深入長照制度、深耕社區後，讓我看到長照的照管專員人力的不足，在有限人力下，光面對需要評估的案件，便足以疲於奔命，以至於在長照服務的接力賽中，大家都很被「一人當多人用」。

2016 年 9 月，社會局提出了「社區整合照顧服務計畫」，並透過臺北市立聯合醫院、社區醫療的能量，從社區端出發，主動發掘需要的病人，個案管

理師扮演整合社政與衛政的重要角色，透過有效溝通，跨專業、跨部門整合資源，持續性提供個別化照顧服務，讓長照能更完善的貼近民眾的需求。

從走入社區的服務中，讓我領悟到透過社區合作的力量，從里長的熱心、帶動志工、左鄰右舍，大家一起來關心社區中的弱勢長者，這樣的溫馨陪伴，是會傳染的，深信當我們自己也垂垂老矣時，也會渴望有人這樣的扶持。

認識長照，高齡社會的必修常識

/黃勝堅

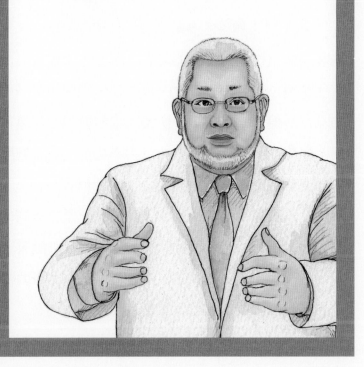

認識長照
高齡社會的必修常識

黃勝堅

　　由不得人作主的高齡社會，伴隨年齡增長，人老後的多重慢性病與功能障礙，不僅是家庭成員的責任負擔，也是國家社會的重要民生議題。少子化讓家戶規模與結構改變，使得家庭照顧能力越見薄弱，能夠照顧自家人的人力已大不如前，在家庭照顧功能漸趨式微下，亟需國家的支持機制介入。

　　長照法基本上對民眾的「身分別」是有不同的劃分，列冊的身心障礙者、低收入戶、中低收入戶，會受到社政單位的關注。而不符社政補助條件、卻有照護需求的家庭，極大部分被歸屬在「一般戶」；他們年輕力壯時，多半是能自給自足、能有

餘裕生活的中產階級，但時至今日，景氣逼人成為「消失的中產階級」一員。在貧富差距日見懸殊的時下，新貧老人身不由己……但他們卻被當政者視若無睹對待！

　　這群新貧老人，有幫忙的需求、但因身分門檻不上不下、或礙於自尊、或是怕麻煩別人，內化了「不好意思表達」或者根本「不知該如何表達」他們的需求，但這樣並不代表他們真的如政府「想當然耳」的界定，認為是可以自行照顧老來生活、沒多大問題的「一般戶」。

　　非列冊的獨居長者、或未達中低收標準的老人們，不符合享有政府資源補助的資格，但他們明明就屬於弱勢族群，有需求，卻不知該如何是好？

　　多數老人的慢性病經常不只一種，使得老人面

臨多重慢性病，造成更大的身心負擔；而我們的醫療體系，也未對多重慢性病老人提供有效的醫療整合性照護。

國民健康署 2011 年「中老年身心社會生活狀況長期追蹤調查」顯示：81.8% 的老人自述至少罹患一種慢性疾病，65 歲以上老年人，平均罹患 2.6 種慢性病，年齡越高則疾病項目也越多。

2010 年「國民長期照護需要」調查結果，全國平均失能率為 2.98%，隨著年齡增加，失能率也不斷增高，其中 65-74 歲失能率為 7.29%，75-84 歲為 20.44%，85 歲以上達 48.58%，失能人口將伴隨高齡化社會而急遽增加，衛福部推估臺灣失能人口將於 2025 年突破百萬人。

◎臺灣 15-64 歲工作年齡人口占總人口比率，在 2017 年處於高峰，2018 年起將開始逐年下降，到了 2060 年，將迅速降至與日本、韓國同列於最低國家之列。

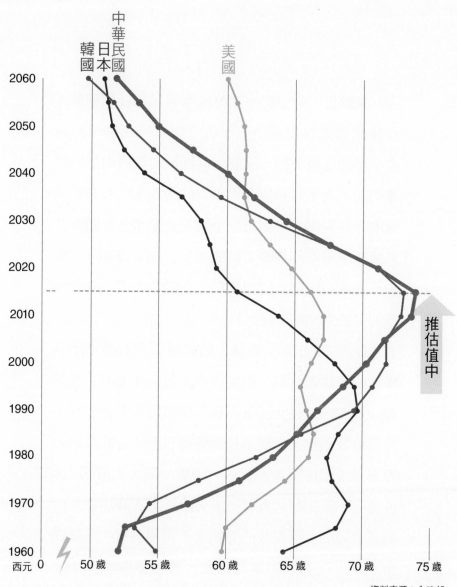

資料來源：內政部

高齡化、少子化，讓傳統家庭結構受到衝擊，家庭成員數逐年減少，傳統大家庭所能發揮的自助、互助逐漸萎縮，家庭所能提供的照護功能已大不如前，成年人必須面對更大的扶養兒女及高齡長輩的責任與壓力。如果家中出現失能者，照顧責任直接衝擊家庭的經濟與時間支配，為了照顧失能家人，不僅是照顧者的經濟與時間受到影響，臺灣整體的勞動力也將被波及。

長照 2.0 正式上路後，估計全臺灣需要六萬名以上的照顧服務員，但至今真正投入產業的人力只有一萬多名，更何況還有層層申請流程要走公文。長照申請過程，須經過長期照顧管理中心的照顧管理專員（簡稱照專）評估，照專一個人約照顧 250 位個案，等到評估後需再送交給長照 A 級中心，由個案管理師進行服務內容組合，再經照管中心確認後，才可以進行服務的派案。整個標準流程從評

估、審核、到派案，長照專業人員可以到個案家服
務的時間，大約是申請後 14-20 個工作天左右。

　　失能的個案中若同時有生活與醫療需求，即是
「醫養結合」需求者，約占 60%-70%，而現今的健
保政策，並未評估長照需求，且在過度分科情況下
病人及家屬缺乏社區長照概念的諮詢、對生命識能
也不足；萬一個案同時屬失能或經濟弱勢時，長照
複雜的程度對他們而言更陌生。

　　針對被社會遺忘的角落，有許多符合列冊條件
但卻未被列冊的社區弱勢者，他們有照護需求，但
未被發掘，好不容易可經由長照支援，卻因為申請
評估耗時、流程繁瑣、服務對個案而言，資源分散
等等因素，造成個案無法獲得即時照顧，杯水車薪
無法滿足需求，在在顯示醫療與長照是處於分裂狀
態，進而造成照顧品質不如預期。

　　長照的推行，是為了在高齡社會後，老人家能

在他熟悉的地方、社區，安心的老化，從而提供支持家庭、社區、到住宿式照顧機構的多元「連續服務」。但不知是否因宣傳深廣度不足，與民眾對長照的認知落差不小，希望透過這本書，能讓大家對長照多些了解。老來的生活，特別是健康，本錢真的要從年輕就積攢，自己的健康自己要負最大的責任，否則到頭來，不論是醫療團隊、甚至國家政策執行，都對你幫忙有限！在看這本書的同時，也請順便檢視一下自己的個人健康管理吧！

熟識黃勝堅總院長的朋友、讀者，都喜歡如同他學生般暱稱他「堅叔」；所以書中說的「堅叔」就是總院長。

第一章
關於「長照」
一定要懂的事

- 長照病人背後的「團隊」
- 長照的整合照顧計畫
- 長照的銜接，從失能病人出院開始
- 從蘭州國宅出發
- 被定義認可的「獨居老人」

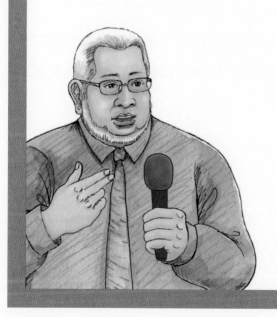

長照病人背後的「團隊」

　　不知道讀者朋友是否想過，一位長照病人的背後，需要動員的團隊人手有多少？

　　包括了不同的專科醫師、護理師、心理師、呼吸治療師、社工師、藥師、營養師、物理治療師、職能治療師等。

　　申請長照是有門檻的，住在長照機構中的病人是不可以申請的，能申請的對象包括：

- 65 歲以上失能老人。
- 65 歲以上衰弱老人。
- 55 歲以上失能原住民。

- 50 歲以上 失智症患者。

- 領有身心障礙證明 (手冊) 失能者。

事實上，長照大部分照顧的，都是失能的長者，他們必然是日常生活上無法自理；臺北市聯醫總院，長期照護規畫發展中心翁瑞萱主任說：「以食衣住行來講，飲食方面，從出門採買、回家整理食材、煮飯做菜、收拾碗筷……一連串看似平常的流程，假使他行動上有問題，沒辦法外出，接下來的，就幾乎沒辦法自理，有待他人的幫忙。那麼日常生活中衣物的換洗、晾乾、收納……居住環境清理、打掃、倒垃圾……都有困難；既然人在病中，總要回診、拿藥，事事樣樣，都難獨力自主完成。」

民國 104 年，衛福部的統計，全國人口失能數約 75.5 萬人，但到 120 年，失能人數將增加到 120 萬人，從衛福部的統計推算表中，65 歲以上老人的失能速度不容忽視。以臺北市來說，2016 年推估老

人失能數為 60,886 人，到了 2031 年，將激增為 119,540 人，將近一倍。

內政部在 2018 年 4 月，正式發表「臺灣社會人口結構型態」：

- 國人老年人口已遠超過 7% 門檻，達總人口的 14%，正式進入「高齡社會」。

- 老年人口在亞洲排名第一是日本、第二是南韓、臺灣排名第三。

- 各縣市中以嘉義縣 18.61% 的老年人口為最多，六都中則以臺北市老年人口16.58%奪冠。

- 國發會推估，臺灣自民國 105 年至 114 年，短短幾年間，就邁入老年人口高達 20% 的「超高齡社會」。

◎ 老年人口，六都中則以臺北市老年人口 16.58% 奪冠

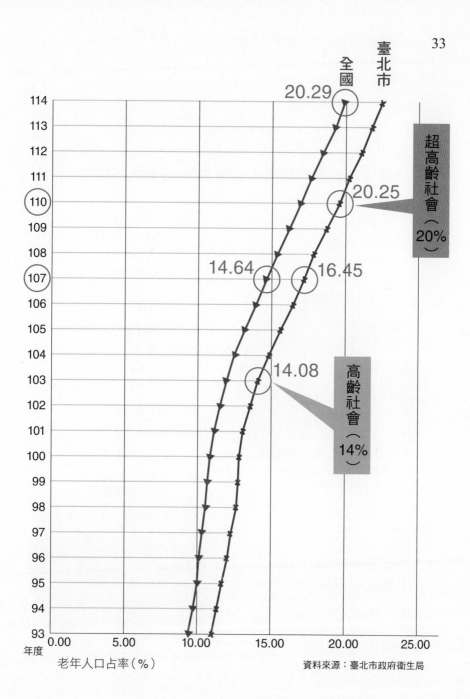

老年人口占率（％）　　　　　　　資料來源：臺北市政府衛生局

◎ 臺北市的長照需求人口有 95% 分布於社區中，
　高於全國的 89%

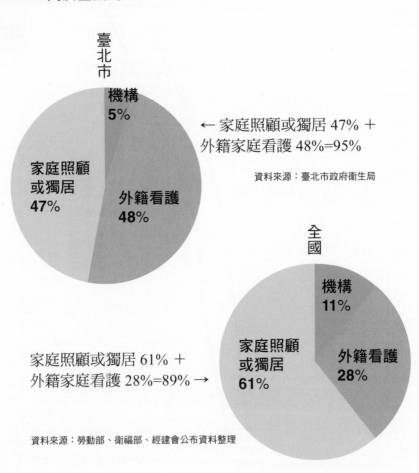

臺
北
市

機構
5%

← 家庭照顧或獨居 47% ＋
外籍家庭看護 48%=95%

資料來源：臺北市政府衛生局

家庭照顧
或獨居
47%

外籍看護
48%

全
國

機構
11%

家庭照顧
或獨居
61%

外籍看護
28%

家庭照顧或獨居 61% ＋
外籍家庭看護 28%=89% →

資料來源：勞動部、衛福部、經建會公布資料整理

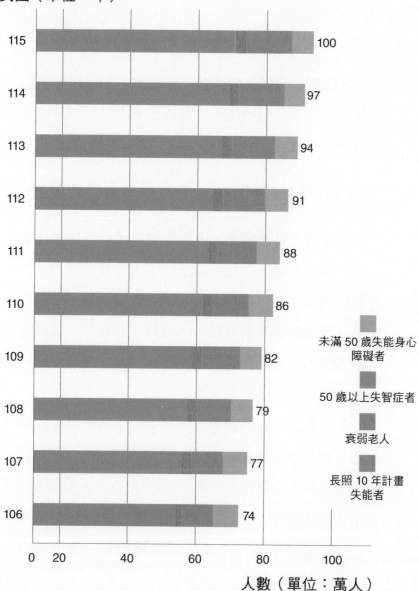

◎ 衛福部 106 年 -115 年，老人失智、失能統計推估

民國（單位：年）

人數（單位：萬人）

　　臺灣的高齡失能人口不斷增加，少子化問題難解決，如果長照不推行，家戶對老人的照顧，將造成嚴重的壓力。

14 公斤垃圾袋裝滿，重到拿不太動的阿公

　　你我大家都會老，面對這樣快速的老化，你想給自己什麼樣的「老來生活」？當身心從年輕力壯的健康巔峰狀態，慢慢下滑進了亞健康一族，接下來不可避免的進出醫療院所，從門診到急診，甚至進加護病房，誰不想讓自己能預防受苦，讓生命最後能有圓滿的句點呢？

　　市聯醫長期照護規畫發展中心，翁瑞萱主任舉例：有位接受長照服務的高齡老阿公，第一次見到團隊成員上門探訪，抹著淚說：「人老了，手腳不行了，動作憨慢，日子過得如同被軟禁一樣。」

　　阿公兒子為了多賺點錢貼補開銷，兼了三份

差，阿公絕大部分的時間如同獨居老人。以幾天才丟一次的 14 公斤垃圾袋裝滿垃圾後，阿公覺得重到拿不太動，即便只是住在老公寓的二樓而已，上下樓對阿公來說，都舉步維艱。

　　失能老人必然有些醫療方面的需求，假如他是沒有能力自行外出，要怎麼去看診或拿藥？或者是他有狀況、極不舒服了，誰能夠去幫忙他？單從日常生活照顧、醫療需求的協助，就須投入不少的人力支援。日常生活就算居家有照顧服務員（居服員）幫忙老人家，看病的交通接送呢？有些老人外出可能還須倚靠輔具，否則寸步難行；好在這些狀況都還可以克服。透過輔具(含居家無障礙)補助可以讓照顧者避免受傷，安全又省力；也可以協助失能者預防失能及自立支援。

　　關於失能者的輔具補助款的申請，需經照顧管理專員（照專）的評估確認失能程度後，協助照會

合約或委託單位，至申請人家中進行輔具或居家無
障礙環境到宅評估，並開立報告，民眾依報告建
議，購置或進行環境修繕後，但需在 3 個月內完成
輔具購買補助。

輔具補助款的發放：

補助額度是符合資格的長照失能老人，以每 3
年補助 4 萬元為限，除申請依規定免部分負擔之項
目外，均需依身分別，自行負擔部分負擔（一般戶
30%、長照中低收入戶 10%、長照低收入戶免部分
負擔）。

申請文件：

需送至社會局審查，輔具內容包括特製輪椅、
助步車、手動或電動床、氣墊床、輪椅、輪椅座
墊、輪椅附件、拐杖鋁製或不鏽鋼製、助行器等。

補助空窗期因應方式：

在出院時，由出院準備（出備）護理師，即時提供院內二手輔具，或轉介暫用輔具中心之輔具。

————————————————————

萬一這位老人家實在出不了門，總不能有違人道的將他棄之不顧，當然除了健保制度所提供的做居家醫療、護理之外，他們還需要什麼幫助？例如居家復健師在長照 2.0 專業服務項目中，提供社區復能及輔具使用的評估與訓練，達到避免老人跌倒，甚至可做到無障礙環境空間的改善，加強老人的居家安全。

有人會問：「長照 2.0 服務中，物理治療師和職能治療師有什麼不同？」

物理治療與職能治療都是橫跨醫療與長照的專業，二者在治療的理論與使用方法不同。在長照 2.0

的設計下，他們在預防失能、延緩失能失智、提供居家「復能」等都是重要的專業。要讓患者藉由從事運動或活動的協助，改善身上不足的功能，藉以提升病人生活上的品質、適應能力；而職能治療不僅要幫病人復健，也參與社區服務的介入。

在長照團隊裡，社工之外，很重要的是得有社區志工們的參與。因為同在一個社區，熱心的志工多熟悉住戶，能幫忙發掘被遺忘、卻迫切需要被照顧者，協助長照團隊如何幫助這位病人、甚至是這個有待救助的家庭。在接觸過數百個案後，瑞萱主任有感而發：「除了現有的醫療職類外，團隊甚至把心理師都包含進團隊裡。但團隊發現仍有個問題，就是當各個專業醫療人員進到這些人家中，這些極有限的資源，該如何做很好的整合？」

瑞萱主任曾經遇到病人問她：「我的輔具是可以申請補助的，治療師有來家裡說我可以買什麼樣的

輪椅。可是輪椅有很多不同的形式，沒有辦法請人幫忙決定，要我自己去挑，可是我對看中的這款輪椅到底是不是實用？我真的搞不清楚。」就這樣病人來來回回跑了好多趟。

　　由以上的例子來看，民眾的需求常常是多元的，如果能有一位個案管理師，幫他們串聯好所有資源的整合，病人或家屬只要對著單一窗口，不用對著不同科別的醫師、護理師、復健師、照服員……總還搞不清楚狀況相較，這樣一條鞭式的服務，同時可以把日常生活面，跟醫療面整合起來。很可惜的，目前長照 2.0 中，並無法提供如此的整合服務。

　　在 106 年的衛福部調查數據裡，超過七成的病人，都是在居家的社區裡，包括了有家庭照顧的、獨居的，有外傭幫忙的，這些一般老人、失能病人，需不需要長照資源進去？當然需要！這些病人

裡，獨居之外，有中低收入戶，有拿身障手冊的，相對來說，長照能給予比較好的資源跟福利。可是有一些沒被列冊、經濟弱勢或失能、獨居，沒有辦法拿到補助資格，或是不知道可以申請中低收入戶、可以列冊為獨居老人的，在社區裡，這些人大多是「又貧又病又失助」。

重度失能的陳阿嬤……

重度失能外、陳阿嬤還有高血壓、腦中風多年、四肢僵硬、容易嗆咳、插鼻胃管、行動以輪椅代步、雖有單身兒子同住，但兒子白天上班、晚上兼開計程車賺錢，以支付龐大的開銷，平常阿嬤交由外傭照顧。多年來阿嬤無法出門看診，由兒子到就近的醫院拿藥；就算兒子再努力賺錢，生活壓力讓五十幾歲的兒子看起來像七十幾歲老人。

在里長通報社區據點的個管師後，居家醫療及

藥師先後介入，幫忙在宅做身障鑑定，改善就醫不便及多重用藥問題；居家物理師的加入，降低阿嬤肢體攣縮程度，營養師的介入，也維持了高齡老人最基本的營養攝取量。

　　有一些退休老人，雖有些吻合條件，卻可能某部分又沒達到標準，就會有一個「不上不下」的尷尬狀況。譬如有一些病人是不符合獨居條件，可是實際上他明明就是顫顫巍巍的一個人自己打理生活、獨居；而長照資源卻沒辦法幫上忙。像這些有點失能者，頗為錯綜複雜的個案，是長照團隊必須要去找出來，被稱之為需要「加值服務」的另類弱勢族群。從 2018 年起，市聯醫要推的加值服務，希望能夠找到這些生活能力上，真的無能為力的複雜個案，而不是只有單純的失能者而已。

　　「長照團隊應該要把更多的心力，花在社區整合照顧上。」瑞萱主任務實的說：「對於社區內複雜

需求的弱勢，照護上可能以醫療切入，或者是居家服務的切入、或是鄰里長、NGO 團體介入。但是，不要忘了，我們不只是在看病，不只是在提供服務，我們是在照顧人。因此，長照應從不同角度來看資源該如何去分工，得有策略的去運用，才能盡可能完善做好長照。」

長照的整合照顧計畫

在長照 **2.0** 中，衛福部強調：

建立以社區為基礎的長照服務體系，並規劃推動試辦社區整體照顧模式，「預計」在各鄉鎮設立：

A 級：社區整合型服務中心。

B 級：複合型服務中心。

C 級：巷弄長照站。

這樣的長照的整合照顧計畫，滿「被動」的，大小服務中心設在這些地方，有需要的人自己找上門來。目前整個長照大架構的問題，是找不到個案的，說白點，像「姜太公釣魚願者上鉤」，是被動性

的在等，等知道長照是怎麼回事、有需要長照服務
需求的個案自己找上門。

「所以市聯醫團隊才得要主動去找到這些待援
個案，要怎麼去找到這些人？就需要仰賴個管師地
毯式搜索。」瑞萱主任說。為了要能照顧到有所需
求的民眾，怎樣把資源利用發揮到最大邊際效應？
以臺北市 12 個行政區來說，每個行政區都有「長照
A 級單位」；是幫忙輔佐照專們做個案評估。譬如說
市聯醫的中興院區屬於大同區，中興院區就是大同
區的 A 級單位，所有在大同區的個案，經照專評估
後，會先到中興院區這裡。

A 級單位所做的，是「擬定」照顧計畫，連結
及提供長照服務。目前市聯醫的六個院區：忠孝、
仁愛、和平婦幼、中興、陽明、林森中醫昆明院
區，都屬於 A 級單位。等於照專收到了轉介單，評
估確定這個案需要哪些長照服務，可以有「多少額

度」去申請，等核定完再付諸執行。照專算是一個
長照在民間實施的把關人；計算之後，照專會再分
發給 A 級單位的個管師，去擬定個案的照顧計畫。

　　譬如：核給個案居家服務前，需先計算個案有
多少錢可以補助，比方補助款撥 10 萬塊錢，個管師
就要去規劃這 10 萬塊在這半年內（因為半年會做一
次複評），個案可以用幾次？好比洗頭洗澡一個月可
以洗幾次？可以陪伴就醫幾次？或者是需要幫個案
備餐，是兩餐或三餐？這些照顧計畫，就是 A 級單
位的個管師要去細步規畫的。

　　個管師擬定好照顧計畫之後，個案若需要居家
服務，要幫忙洗頭洗澡、要備熱食、清潔打掃、需
要喘息服務……個管師就要再連結居服 B 級單位（複
合型服務中心）的人，把服務帶去給個案。而 C 級
單位（巷弄長照站），就是在各社區辦些健康促進的
活動、延緩失能服務、臨托、喘息服務等等，是社

區整合照顧的一個據點。

小兵立大功的 C 級單位──健康活力站

　　阿金嬤，89 歲，先生、長女皆已過世，她有高血壓、心臟病、糖尿病、失智、關節退化，平常家人都帶阿金嬤到馬偕醫院去看醫生。她現住的七樓公寓有電梯，是自家住宅，阿金嬤有領身心障礙津貼三千元，不足的生活費、醫藥費，她四男四女的孩子們會分攤。

　　生活自理方面阿金嬤全沒辦法了，不論是進食、移位、如廁、洗澡，平地走路，上下樓梯完全都要靠人幫忙。她雖領有身障津貼補助款，可是「離不開人」的居家照顧讓兒女很傷腦筋。兒女各自成家、白天要工作，討論後六十歲出頭的單身四女兒美珍，決定離職照顧媽媽，她的生活費由其他兄弟姊妹分攤，但美珍還是手忙腳亂顧不周全，手足間

就商量：「是不是申請長照來幫忙看看？」

　　阿金嬤有房產，在長照身分別上歸屬一般戶，所以使用長照項項都要補差額。居家醫療團隊進來後，首先阿金嬤不用再勞師動眾的到醫學中心去看病，大家鬆了口氣。社區藥師跟團隊一起聯訪時發現，美珍會憑感覺「今天媽媽看起來有比較好」所以「藥可以少吃一點」；這樣率性的減藥，對病情控制當然有影響。

　　有糖尿病的阿金嬤，在血糖控制上一直不穩，團隊細問之下，原來美珍在媽媽血糖太低時，會讓她先喝糖水再測血糖值，而老舊的血糖機也時好時壞，美珍說：「這台機器欠揍啦，用力敲打一下就還可以用。」

　　老人家的服藥問題，藥袋不少，一天吃下來常搞不清楚有沒有都吃到？「有些藥片太大、就算我用菜刀先拍碎，我媽她還是嫌不好吞，就不吃。如

果強迫她吃藥，她就賭氣，跟妳作對。」

　　失智症照顧很重要的是在於「盡可能讓退化不要越來越快」，在阿金嬤的社區有 C 級據點「健康活力站」，每周會辦三次延緩失能的體適能活動，活動後順便共餐，一餐大約四五十元，家屬也可以陪同。醫療團隊建議阿嬤出去走走，美珍不可思議的問：「我媽都這樣了也可以喔？」

　　「放心，阿嬤雖然關節退化走路很慢、會向前傾，只要戴上護膝，還是要散步走走，盡可能延後對輪椅的依賴；反正據點每次活動時間大概二三十分鐘，不會很長，老人家雖然不見得每個動作都能夠做到，有時候只是看看人家做，或者是她也跟著動幾下，可是總比都沒動來得好啊！」

　　去了據點後，活動讓阿金嬤覺得新鮮、想參與，共餐讓她吃東西變得有胃口；也沒幾次，美珍發現媽媽在據點有活動那天，一改平常賴到中午才

起床的習慣，很早就起來「等」出門。生活有了目標，新認識了幾個社區同年齡層的「老」朋友，雖然見面寒暄彼此不見得真的都聽懂對方在講什麼，但皺紋刻畫下的每張笑臉，讓阿金嬤跟著開心起來。

趁著阿嬤在據點有人幫照顧，又少了中午的備餐，美珍有了自己的一些時間，可以去整理頭髮，可以去逛一下市場，去繳費順便溜達一下，美珍自己都覺得母女之間相處氣氛變輕鬆、好多了。

長照 2.0 照管專員的角色

以長照來說，不論是日常生活照顧、專業服務，都需要有照專來評核。

當失能者有所需求時，不管是由健康服務中心、老人服務中心、鄉里長、里幹事或是醫療端出

院準備，都會寫轉介單到照專手上，照專就會到病人家裡去評核，包括病人需要的居家醫療專業服務、居家照顧、喘息服務、交通接送、輔具等等，照專評估之後才能「成案」，資源才會到個案家。

　　無奈的是，現在照專的人數極為不足，一個人有時候要管案量大概三百多件，光面對個案的評核已難以承擔，更遑論要把這些資源依個別化需求串聯起來，真的有其困難！所以要解決這樣的困擾一定要有因地制宜的做法，來彌補照管專員服務量能的不足。

如何申請長照服務：1966 專線

　　衛福部的護理及健康照護司，有長照服務專線：1966。

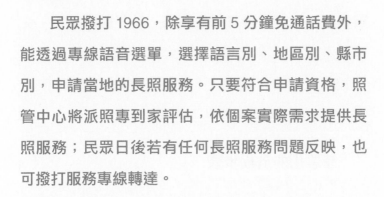

　　民眾撥打 1966，除享有前 5 分鐘免通話費外，能透過專線語音選單，選擇語言別、地區別、縣市別，申請當地的長照服務。只要符合申請資格，照管中心將派照專到家評估，依個案實際需求提供長照服務；民眾日後若有任何長照服務問題反映，也可撥打服務專線轉達。

　　臺北市長照管理中心服務站的服務時間為：周一至周五（周六、周日及國定假日公休）上午 8 時 30 分至下午 5 時 30 分，有需要的民眾可於上班時段洽公。

長照服務內容

　　包含：諮詢居家護理、社區及居家復健、喘息

服務、照顧服務、輔具購買、租借，及居家無障礙環境改善、老人營養餐飲服務、長照機構服務、交通接送服務等等。以臺北市來說，可以直接就近找里長幫忙轉介，或請平日就醫的醫療單位專業人員，或是長照諮詢專業人員協助。

簡單化的流程步驟

撥 1966 專線 → 照管中心派照專到家評估 → 依照長照需要等級給予 2-8 級不同額度照顧 → 一段時間後依照評估結果，衡量是否繼續提供服務。若是民眾家裡已有外籍看護工、或已領特別照顧津貼，便只能申請專業服務。

特別照顧津貼

家中有工作能力的家人，為照顧重度失能長輩，辭去全職工作在家照顧，每個月補助照顧者 5

千元的特別照顧津貼。但受照顧者和照顧者需同時
符合的條件：

⇆ 受照顧者

- 設籍並實際居住該縣市，領有中低收入老人
  生活津貼，失能程度經評估為重度以上，且
  實際由家人照顧。
- 未接受機構收容安置、居家服務、未僱用看
  護或外傭、未領有政府提供的日間照顧服務
  補助，或其他照顧服務。

⇆ 照顧者

- 與受照顧者同樣設籍並實際居住本市。
- 受照顧者之配偶、二親等內之直系血親、卑
  親屬、出嫁之女兒或子為他人贅夫者及其配
  偶。

- 未從事全職工作，且實際負責照顧受照顧者。
- 照顧者應以有請領一位中低收入老人特別照顧津貼為限。
- 16 歲以上未滿 65 歲，且無社會救助法第 5 條之 3 第 1 款至第 3 款、第 6 款及第 7 款規定之情事。

舉例來說，郭太太沒有工作，親自在家照顧婆婆跟先生兩個臥床家人，她申請特別照顧津貼，可是只有她先生通過，婆婆沒有，因為婆婆戶籍沒有實際居住在同一縣市。

專業服務

是指醫生、護理師、藥師、復健師、心理師、營養師、社工等醫療相關團隊的專業照顧。

居家服務

是由居家服務員（居服員）到個案家，幫忙身體清潔、陪伴就醫、整理打掃家裡等。居家服務是指生活照顧而言，是一個人的吃喝拉撒及日常活動幫忙，居服員可以到個案家幫忙備餐、購物，洗衣，清潔、整理家務，甚至陪伴就醫，有一些剛中風回家的個案，可能走路很容易會跌倒，隨時需要有人陪著他以策安全，這些日常生活的照顧，都算居家服務。

失能判定

失能判定工具有兩種：

工具一：臺灣常用的「巴氏量表」ADLs

日常生活活動功能評估 ADLs，目前是臺灣長照上常用來評估個案的身體功能量表；全民健保居家護理申請作業上，也多以此作收案標準，及外籍

看護能否申請的標準依據。

工具二：工具性日常生活活動功能評估 IADLs

因應長照 2.0，107 年 1 月開始，由電腦進行「長期照護案例組合系統」（LTC-CMS，CMS）作為長照給付及支付基準評量工具。

日常生活活動功能評估 ADLs「巴氏量表」

1、進食

□ 10 分：自己在合理的時間內（約 10 秒鐘吃一口）。可用筷子取食眼前食物。若須使用進食輔具，會自行取用穿脫，不須協助。

□ 5 分：須別人協助取用或切好食物或穿脫進食輔具。

□ 0 分：無法自行取食。

2、移位

包含由床上平躺到坐起，並可由床移位至輪椅。

□ 15 分：可自行坐起，且由床移位至椅子或輪椅，不須協助，包括輪椅煞車及移開腳踏板，且沒有安全上的顧慮。

□ 10 分：在上述移位過程中，須些微協助，例如：予以輕扶以保持平衡或提醒，或有安全上的顧慮。

□ 5 分：可自行坐起但須別人協助才能移位至椅子。

□ 0 分：須別人協助才能坐起，或須兩人幫忙方可移位。

3、個人衛生

包含刷牙、洗臉、洗手及梳頭髮和刮鬍子。

☐ 5 分：可自行刷牙、洗臉、洗手及梳頭髮和
　　　　刮鬍子。

☐ 0 分：須別人協助才能完成上述盥洗項目。

4、如廁

包含穿脫衣物、擦拭、沖水。

☐ 10 分：可自行上下馬桶，便後清潔，不會弄
　　　　髒衣褲，且沒有安全上的顧慮。倘使
　　　　用便盆，可自行取放並清洗乾淨。

☐ 5 分：在上述如廁過程中須協助保持平衡，
　　　　整理衣物或使用衛生紙。

☐ 0 分：無法自行完成如廁過程。

5、洗澡

☐ 5 分：可自行完成盆浴或淋浴。

☐ 0 分：須別人協助才能完成盆浴或淋浴。

6、平地走動

☐ 15 分：使用或不使用輔具（包括穿支架義肢或無輪子之助行器）皆可獨立行走50 公尺以上。

☐ 10 分：需要稍微扶持或口頭教導方向可行走50 公尺以上。

☐ 5 分：雖無法行走，但可獨立操作輪椅或電動輪椅（包含轉彎、進門及接近桌子、床沿）並可推行 50 公尺以上。

☐ 0 分：需要別人幫忙。

7、上下樓梯

☐ 10分：可自行上下樓梯(可抓扶手或用拐杖)。

☐ 5 分：需要稍微扶持或口頭指導。

☐ 0 分：無法上下樓梯。

8、穿脫衣褲鞋襪

☐ 10 分：可自行穿脫衣褲鞋襪，必要時使用輔
　　　　具。

☐ 5 分：在別人幫忙下，可自行完成一半以上
　　　　動作。

☐ 0 分：需要別人完全幫忙。

9、大便控制

☐ 10 分：不會失禁，必要時會自行使用塞劑。

☐ 5 分：偶爾會失禁（每周不超過一次），使用

塞劑時需要別人幫忙。

☐ 0分：失禁或需要灌腸。

10、小便控制

☐ 10分：日夜皆不會尿失禁，必要時會自行使
用並清理尿布尿套。

☐ 5分：偶爾會失禁（每周不超過一次），使用
尿布尿套時需要別人幫忙。

☐ 0分：失禁或需要導尿。

總分：＿＿＿＿＿＿＿＿＿＿＿

工具性日常生活活動能力量表（IADLS）

為長照服務個案日常生活能力的評估量表，需
以最近一個月的表現為準：

1、上街購物

□ 不適用 (勾選此項分數視為滿分)。

□ 3. 獨立完成所有購物需求。

□ 2. 獨立購買日常生活用品。

□ 1. 每一次上街購物都需要有人陪。

□ 0. 完全不會上街購物。

勾選 1 或 0 者，列為失能項目。

2、外出活動

□ 不適用 (勾選此項分數視為滿分)。

□ 4. 能夠自己開車、騎車。

□ 3. 能夠自己搭乘大眾運輸工具。

□ 2. 能夠自己搭乘計程車但不會搭乘大眾運輸
　　 工具。

□ 1. 當有人陪同可搭計程車或大眾運輸工具。

□ 0. 完全不能出門。

勾選 1 或 0 者，列為失能項目。

3、食物烹調

□ 不適用 (勾選此項分數視為滿分)。

□ 3. 能獨立計畫、烹煮和擺設一頓適當的飯菜 。

□ 2. 如果準備好一切佐料，會做一頓適當的飯
　　菜。

□ 1. 會將已做好的飯菜加熱。

□ 0. 需要別人把飯菜煮好、擺好。

勾選 0 者，列為失能項目。

4、家務維持

□ 不適用 (勾選此項分數視為滿分)。

□ 4. 能做較繁重的家事或需偶爾家事協助（如
　　搬動沙發、擦地板、洗窗戶）。

☐ 3.能做較簡單的家事，如洗碗、鋪床、疊被。

☐ 2.能做家事，但不能達到可被接受的整潔程度。

☐ 1.所有的家事都需要別人協助。

☐ 0.完全不會做家事。

勾選 1 或 0 者，列為失能項目。

5、洗衣服

☐ 不適用 (勾選此項分數視為滿分)。

☐ 2.自己清洗所有衣物。

☐ 1.只清洗小件衣物。

☐ 0.完全依賴他人。

勾選 0 者，列為失能項目。

6、使用電話的能力

☐ 不適用 (勾選此項分數視為滿分)。

□ 3. 獨立使用電話，含查電話簿、撥號等。

□ 2. 僅可撥熟悉的電話號碼。

□ 1. 僅會接電話，不會撥電話。

□ 0. 完全不會使用電話。

勾選 1 或 0 者，列為失能項目。

7、服用藥物

□ 不適用 (勾選此項分數視為滿分)。

□ 3. 能自己負責在正確的時間服用正確的藥物。

□ 2. 需要提醒或少許協助。

□ 1. 如果事先準備好服用的藥物份量，可自行
　　 服用。

□ 0. 不能自己服用藥物。

勾選 1 或 0 者，列為失能項目。

8、處理財務能力

☐ 不適用 (勾選此項分數視為滿分)。

☐ 2. 可以獨立處理財務。

☐ 1. 可以處理日常的購買，但需要別人協助與
　　銀行買賣。

☐ 0. 不能處理錢財。

勾選 0 者，列為失能項目。

● 輕度失能，是指 ADLs 量表 1-2 項失能者，或
　僅是 IADLs 量表失能的獨居老人。

● 中度失能 3~4 項 ADLs 失能者。

● 重度失能 5 項以上 ADLs 失能者。

　　長照 2.0 中，長照需要等級(CMS)一共分為 1-8
級，由照專評估量表，輸入到長照服務系統後電腦

自動計算帶出，評估內容涵蓋更廣，包括 ADL 分
數、IADL 分數、情緒問題行為、心智障礙、特殊醫
療照護等的綜合考量來評定。第一級為無失能老
人，二級到八級開始依長者需求等級程度，提供長
照服務。

長照服務的 17 個項目

　　長照服務針對不同的失能等級，會有不同的長
照的給付，包括經濟身分別、家庭狀況、補助與自
付額負擔，都會不太一樣。

1、照顧服務

　　分為居家服務、日間照顧、家庭托顧等三
種。

2、喘息服務

分為居家喘息和機構喘息兩種。

3、居家護理

由專業居家護理師到府指導醫療照護。

4、復健服務

由治療師到府進行復健服務。

5、輔具補助

輔具購買、租借及住宅無障礙環境改善。

6、交通接送服務

中重度失能者，因就醫或需長照服務的交通接送，車資是可以申請補助的。

7、營養餐飲服務

協助經濟弱勢的失能老人。

8、長照機構

提供相關補助。

9、社區整體照顧

設立「長照ABC」；A代表社區整合型服務中心，B是複合型服務中心，C則是巷弄中的長照站。

10、小規模多機能的日間照顧

以日間照顧服務為基礎，服務40人以下為原則，發展社區照顧服務模式。

11、失智照顧

強化失智症初級預防，設置失智症社區服
務據點以及團體家屋等等。

12、開設照顧者服務據點

針對照顧者設立關懷據點，並提供諮詢。

13、社區預防照顧

設立社區照顧據點，提供訪視、餐飲、轉
介等服務。

14、原民社區整合

補助偏遠地區交通車及照顧服務員等。

15、預防／延緩失能

提供肌力強化運動、生活功能重建訓練、膳食營養、口腔保健、吞嚥訓練、認知促進等服務。

16、延伸出院準備

出院準備做得好，長照也能變短照，連結醫院的醫療團隊評估若有照護需求，出院後可及早轉介。

17、銜接居家醫療評估

評估有醫療需求卻因失能等狀況無法就醫，可經由醫護人員訪視提供服務。

長照服務額度

失能者經長照管理中心評估，符合長期照顧服務需要者，將給予核定長照需要的等級、長照服務

給付額度。長照服務額度分為個人長照服務額度，及家庭照顧者支持性服務——喘息服務額度，但兩者不得挪用；而個人額度下又分三類也不可互相挪用。

個人額度裡面分三類：

● 第一是「照顧專業服務」。

● 第二類是「交通」。

● 第三類是「輔具」。

譬如說，核給個案照顧專業服務 10 萬塊就 10 萬塊，交通 15 萬就 15 萬，輔具 20 萬就 20 萬，加起來是 45 萬，不可以說輔具 10 萬塊個案說不用，全部都挪用給照顧專業服務，不行！長照等於是一個人一個額度，哪一項的額度是多少就多少，是不可以挪用的。

四類服務，有不同付費額度

列冊的低收入戶全額免費，中低收入戶及一般戶則有不同比率的自負額，若是額度沒用完，可以保留到下次複評之前。這四種類別服務是：

照顧（包括日間照顧、居家照顧）及 專業服務（居家復健、居家營養指導等）

依失能等級每月給付 10,020 元 - 36,180 元。

● 中低收入戶給付額度 × 部分負擔比率 5%。

● 一般戶給付額度 × 部分負擔比率 16%。

交通接送服務，協助就醫或復健的往返

失能等級第 4 級以上，依交通距離遠近，每月給付 1,680 元 - 2,400 元。

● 中低收入戶給付額度 × 部分負擔比率 7%-

10%。

● 一般戶給付額度 × 部分負擔比率21%- 30%。

輔具的購買或租借及居家無障礙環境的改善服務。

每 3 年給付 40,000 元。

● 中低收入戶給付額度 × 部分負擔比率 10%。

● 一般戶給付額度 × 部分負擔比率 30%。

喘息服務（含：居家、機構、日照喘息、巷弄長照站臨托、夜間臨托）

依失能等級每月給付 32,340 元 - 48,510 元。

● 中低收入戶給付額度 × 部分負擔比率 5%。

● 一般戶給付額度 × 部分負擔比率 16%。

對於家中已有外籍看護工的民眾，交通接送，輔具的購買或租借，這兩項可申請；至於喘息服務，若外籍看護工無法連續幫忙超過一個月的時候，是可以申請喘息服務的。

《長照法》除了低收入戶零自費外，中低收戶和一般戶，有套複雜的等級計算收費方式，一般民眾難懂也難計算。主要是長照 2.0 將居家服務由「論時計酬」改為「論件計酬」，原本照服員到家服務是採「一定時數包套」，現在卻變成了「按項目」算錢。

簡單說：照服員為某一單項而來，例如幫忙洗頭洗澡，洗完就走人了，如果希望照服員再多幫忙一項「備餐」或「洗衣」就請「加錢」！單項計費式的照顧，對沒有被列冊的「一般戶」，時日一久在經

濟壓力下，長照成「看得到、請不起」的徒呼負負。

再怎麼說，照服員也不可能在個案家 24 小時貼身照顧，因此在推社區整合照顧計畫時，個管師發現病人後，會依他的家庭狀況、失能等級、現存身體功能，來做評估，擬定他的需求。

「完整的長照，應該是能夠符合家屬渴望有人幫忙分攤照顧的重責，長照面對的不是只有個案一個人，還有他的家屬！個案使用長照的頻率、累積各種細碎小項服務成一大筆的自付額負擔等等，是與大家期望有落差的；但以政府執行面來說，現實上仍有經費的困難之處。」瑞萱主任有感而發：「照服員也有下班的時候，在分攤病人的照顧上，最大的問題是照服員不在，很多老人或家屬，是束手無策的。比方長照有送餐服務，但假日是沒有送餐的，最初送餐只送禮拜一到禮拜五的中午，接受送餐者平日是沒有晚餐的；有些老人會不得已之下，

一個便當分成兩餐吃。現在開放了，連晚餐都會提供，但周休的六日兩天還是沒有送餐。」

「不過換個角度來看，老人家禮拜一到禮拜五都吃便當，周休的兩天，團隊會鼓勵他們出門，去和鄰居聊聊天、買買東西，即便是在社區內走走都好。可是這對獨居失能者來說，沒辦法外出，他們六日的用餐就會有問題。」

曾有身障者的個案，照服員平日可幫忙到晚上，算是加班收費，可是碰上風雨交加的颱風天，照服員也會有人身安全、交通安全上的顧慮，沒有辦法到個案家幫忙，那一整天，獨居失能老人的吃喝拉撒都會出問題。好在市聯醫團隊也曾經看過，在被人詬病的「冷默都會鄰居關係」下，有獨居的失能老病人，靠厝邊鄰居長年累月的幫忙買三餐；像在蘭州國宅這麼老舊的社區，鄰居會彼此幫忙，照顧弱勢住戶，人情味還是濃厚感人的。

　　瑞萱主任覺得，長照還是得站在病人跟家屬的面向去努力；可是每個受照顧者的需求不一樣，如何才能有公平性？這是國家面臨最大的困難，如何公平、公正？事實上，當然不可能滿足所有人對長照需求達100%，雖有照專在第一線上幫忙做基礎評估，但個案能有多少的長照資源可以進去畢竟有限，其餘不足的，就得民眾自己去想辦法。

在宅身心障礙鑑定

若個案有接受院區居家醫療

　　個管師發現個案有可能可申請身障手冊時，可協助連結市聯醫就近院區，請專科醫師協助到宅鑑定。

若個案沒有接受院區居家醫療

　　個管師發現個案有可能可申請身障手冊時，可

協助個案依照在宅鑑定程序提出申請，由衛生局派醫師到宅鑑定。

長照的照顧內容清單

總計有 34 項照顧內容，但是「計項、計次」的收費，除非是全額免費有列冊的低收入戶，34 項包括：

進食、洗澡、個人修飾、衣服穿脫、大小便控制、廁所問題、移位、走路、上下樓、使用電話、外出或購物問題、備餐、處理家務、處理財務、用藥、溝通、短期記憶障礙、疼痛問題、不動症候群風險、皮膚照護、傷口問題、水分及營養問題、吞嚥、管路照顧、其他醫療照護問題、跌倒風險、安全疑慮、居住環境障礙、社會參與需協助、困擾行為、照顧負荷過重、輔具使用、感染問題、其他問題。

個案管理流程

個案來源

自行申請、單位轉介、照管中心自行開發；但都須經個案或家屬同意。

初步篩選個案

長照管理中心、各區服務站。

是否符合收案條件

□否：提供相關資訊，轉介其他單位。

□是：核定補助項目額度、擬定簽審照顧計畫
　　　→ 連結服務提供單位 → 開始提供服務
　　　→ 追蹤個案、監控服務品質 → 是否符
　　　合結案標準

↓

□是：結案；個案死亡、遷出、活動功能改善
　　已是非收案對象（會另函文通知個案），
　　或追蹤半年已無使用服務之意願或有其
　　他需求。

□否：重開案，個案結案評估後，若符合收案
　　對象則進行重開案作業。

長照的銜接
從失能病人出院開始

　　醫療是在解決「身心」問題，而非製造問題，當以醫院利益為主體，就會製造出新的問題；相對若以病人及家屬的需求為出發點，透過出院準備會議，從生到死、從病人到家屬，都盡可能照顧到，醫療才算發揮真正作用。

　　「一位失能的病人要出院了，回去後面臨的照顧問題，要比住院時還多更多，可是若連醫療團隊都搞不清楚，那叫病人和家屬回去後怎麼辦？」堅叔將心比心的反問。

　　特別是中風、腦外傷、脊椎損傷、髖骨骨折，

或某些特殊疾病的病人，他們出院後日常生活上面臨的問題包括了身上管路替換的需求、久病臥床的皮膚狀況處置、支援器材的租借或取得。

　　國內各醫療院所實施「出院準備會議」多年，但大多流於形式，只告訴家屬注意及照顧事項，卻未進一步把病人連結到社區照護服務，家屬必須大海撈針自行求助，在弄不清楚狀況下，甚至產生「怎麼這樣就被趕出院？」的負面想法，這也是醫病關係惡化的原因之一。

　　堅叔認為：「如何讓醫院醫療及社區照護無縫接軌，就是要做好出院準備會議（出備會議），以病人為中心，制定個人化出院準備，提供後續照顧計畫、喘息服務、居家醫療等解決方案，而不是只給他們一長串的社福團體或是養護機構名單，反而製造更多問題給家屬。」

要做好出備會議，必須以家庭會議為基礎

當病人住院，醫療團隊就要先讓家屬了解治療方式、風險、預後情況、何時出院等，在良好溝通下，等到出院前開出備會議時，醫病之間已有一定的信任，院方取得家屬同意後，可提供急性後期照護、長期照護、居家醫療、居家安寧等方案，整合相關醫療及社會資源，幫助病人出院後，獲得後續妥善服務。

衔接出院後的醫療團隊必須非常專業，了解醫療及社福資源，而非只會開會與蓋章的專家。市聯醫的出院準備團隊，包括醫師、護理師、營養師、藥師、物理／職能治療師、社工師、居家護理師及呼吸治療師，以跨專業的模式提供依病人及家屬需

求，做無縫接軌的照護。

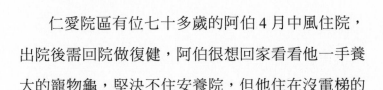

　　仁愛院區有位七十多歲的阿伯 4 月中風住院，
出院後需回院做復健，阿伯很想回家看看他一手養
大的寵物龜，堅決不住安養院，但他住在沒電梯的
公寓三樓，如何上下樓，讓妻子傷透腦筋。

　　在阿伯住院 6 周期間，仁愛院區團隊開了兩次
出備跨團隊會議，找來長照中心照管專員評估，並
幫忙到宅改造環境、加裝輔具等，同時也指導外勞
照護技巧。當阿伯 6 月 3 日出院時，家中輔具已到
位，但居家醫療 6 月 18 日才能開始服務，長照 2.0
的居家復健則要等到 6 月 24 日，十多天的空檔怎麼
辦？於是仁愛院區團隊運用了臺北市政府衛生局的
「即時到位到宅居家復健」補缺口，搭配家庭責任醫
師出訪，銜接好出院後的照護。

資訊對等，一起做醫療共同決策

當醫師講不清楚，家屬又不知如何開口問，一旦出現不樂見的治療結果，就可能引發醫療糾紛。所以市聯醫視「家庭會議」為必要程序，而非只是病情告知，實施以來，已為近九成的住院病人舉行過家庭會議。

當病人住院時，會由醫師說明手術方法與風險，以及自費項目和醫療總花費，讓病人和家屬充分了解醫療步驟與開銷，並藉由開放式討論，與醫護一起做「共同決策」。召開「出院準備會議」時，會根據病人的經濟能力、居住環境、皮膚狀態、有無管路需求等，讓病人與家屬清楚後續療程與副作用等等，並提供居家服務與社福相關資源。

「我們也注意到新住民與外籍勞工的需求，在市聯醫各院區大廳，駐有通曉印尼、越南、泰文及

英語的翻譯志工，協助新住民和外籍病人就醫，並設有多國語言的電話服務專線。」堅叔說：「我們不花時間去做軍備競賽，砸錢添購高級設備，而是致力於建造人文基礎工程。圍繞著醫療人文、尊重生命的核心價值，實現以人為中心的醫療願景。」

市聯醫團隊發現，來自社區端的病人，若出院後需長照服務，要有照專的評估，所以當病人準備出院，照專在評估之後，長照服務才能進去。有的時候銜接不上會有空窗期，甚至空窗期有時要兩個禮拜到一個月之久，為什麼遲到一個月呢？主要是照服員的人力相當不足。

舉例來說，某家有一個老人需要幫忙備餐，通常備餐都是上午的 11 點到 12 點左右，或者是傍晚 5 點到 6 點多的吃飯時間，被稱作「黃金時段」。當所有送餐服務都集中在這個時候，就很難派足人手幫忙，空窗期就發生了「排隊等待」現象。

可不可能，把評估跟服務連結往前提呢？早一點知道這個案的需求，或許可以早一點準備、找更多的人力支援調度。但如何做到「提早」？這些失能病人都會進進出出醫院、當階段性治療完成要出院時，醫院的「出院準備個管師」或者是臨床的護理師，可以先評估病人的長照需求，人還沒出院前，轉介單先到照專手上，照專就可以到醫院做評估。

以臺北市的市立聯合醫院來說，現階段也訓練「出院準備護理師」，希望病人還沒真正出院，先做長照相關的評估，資源就開始連結。長照團隊希望是病人回家 3 天後，長照資源就能夠跟到家。不論是出院準備個管師、或出院準備護理師，醫院端都會主動地告訴病人或家屬這項照顧安排，目前中央衛生福利部鼓勵國內的公私立醫院，都有加入照樣的制度流程。

至於一般民眾的接受度，瑞萱主任說：「會猶

豫。」譬如說提到居家照顧服務員的出勤收費，家屬可能就會想：「我是一般戶，照服員要有自付額，一段時間下來家裡的經濟狀況允不允許？」、「照顧服務員是我不認識的，家裡單就一個失能老人在，這樣好嗎？」

若無意外，長照病人好好照顧，大概有 7.3 年左右的存活率，有的可長達十多年。問題來了，該怎樣讓服務團隊跟他們熟悉、彼此能有共識的信任？以目前來看，用到最多是交通接送，從做過的統計來看，交通接送使用最多，可能是病人需要到醫院做復健或回診使然。為避免被濫用，交通接送也是有個額度，在長照需求裡會依不同身分別，真有需要的使用者是可有些補助申請的。

中度、重度失能長者的交通接送服務

全國各縣市可向所在地長期照顧管理中心查

詢，以臺北市為例：

服務範圍

- 臺北市、新北市。
- 起迄點其中一端，須為使用者之居所，另一端須為醫院或診所。

服務時間

- 原則上每日上午 6 時發車至下午 8 時 30 分為末班車。早上 8 時前使用者上車地點須為本市轄區。
- 每月開放預定，可預約至次月當日車班。
- 使用者至遲須於使用前一日，向交通接送服務單位預約叫車，交通接送服務單位如有空餘車班可接受臨時叫車；如要取消請提前一日通知。

車資補助方式

交通費每人每月最多 8 趟，單趟補助上限為
105 元，另遇計程車費率調整時，須隨之調整。表
計實際金額未達 105 元依福利身分別乘以自付比率
支付，表計實際金額超過 105 元者，105 元以內依
福利身分別乘以自付比率支付，超出 105 元部分亦
由服務對象自行負擔，分攤比率：

- 領取低收入戶、中低老津 7,463 元補助者，補
  助 100%，自付 0%。
- 領取中低老津 3,731 元、非列冊低收入身心障
  礙者生活補助者，補助 90%，自付 10%。
- 一般戶，補助 70%，自付 30%。

例如低收入戶免費、中低收入自付一成、一般
戶則自付三成車資；超過 105 元的部分由民眾自行
負擔。臺北市社會局表示，失能長者交通接送服務

上路後，長者就醫復健選擇的交通工具更多元，有需求的民眾可洽臺北市長期照顧管理中心，各區服務站，取得中度、重度失能評估核定函後，逕行向社會局委託的租車（賃）公司叫車即可，民眾可多加利用。

以車資表計費的實際金額，依不同身分別，收取自付額，譬如車資跳表為 200 元，領低收入戶、中低老人津帖 7,463 元補助者，自付額 0 元；領取中低老津 3,731 元、非列冊低收入身心障礙者生活補助者，自付額 20 元；一般戶自付額則為 60 元。

個案管理師也需要助手

老人照顧系（老照系）的學生

老照系的同學可以幫忙做些策劃，因為除了課堂的一些知識之外，也會到臨床做些實習，這樣的

參與可以讓他們共同了解一些長照的相關資源，如何適時適當的投入，在教育端，應該也要開始做這樣的結合規劃。

志工

長照團隊中個管師雖屬於專業人員，但若能有社區中的熱心民眾，或是退休體能仍不錯的住戶，有意願做服務的，就能取代一些臨床上人力的分攤，這要回歸到長照團隊進到社區後，該如何召募志工，讓社區動員起來，相互幫忙。

從蘭州國宅出發

「以目前安養機構的數量，完全無法容納未來出現的老年人口，推動從醫院到社區居家的全人照顧，不僅是趨勢，也勢在必行！」堅叔眼神堅定的重申。

之前提到長照 2.0 的照顧管理專員的困境，2017 年，臺北市立聯醫承接了社會局的「社區整合照顧計畫」，便有不同想法與做法。

社區整合照顧計畫

先以蘭州國宅為深耕社區據點，培訓個管師，

她們宛如社區的先鋒特種部隊，在里長和里幹事幫
忙之下連結健康服務中心、及社政的老人服務中
心，甚至是民間非營利組織機構如教會活動等，整
合大家的力量，共同為提升失能、失智長者的生活
品質努力。

　　進入社區服務，個管師須以個案的需求，連結
相關資源提供服務，「個管師，就像是是社區整合照
顧計畫的黏著劑。」瑞萱主任的「黏著劑」形容，
滿貼切的。

　　個管師的背景可以是醫護人員、社工，或是老
人照顧相關的科系畢業生都行；但個管師對於病人
必須有些敏感度，才會比較容易進入狀況。國家的
〈長照服務法〉規定，長照人員都要上過長照相關的
訓練，有 Level-I、Level-II、Level-III，這些是相關
的證照訓練，通過之後才能踏入長照領域的職場，
去照顧病人。

市聯醫的中興院區，先在大同區的蘭州國宅推長照服務模式，為什麼挑選這裡？因為在蘭州國宅裡，老年人口是全臺北市第六名，有很多都是老式公寓，老人家若是住在樓上，腿腳行走的不方便，讓他們幾乎是沒法外出的；且蘭州國宅的中低收老人比，也相對的高。於是團隊先挑了三個里，約一萬五的人口數，嘗試以個案管理師為單一窗口，用居家醫療為主軸，做社區整合照護，進到失能老人家裡。從 2016 年的 9 月到 2017 年 3 月，已經發掘了 117 位受照顧的老人。

在地的土地公，鄰、里長

在訪視過程中，發現這些病弱無依的老人沒法自己現身，也不會主動告訴人他在哪裡待援，找到這樣老人的，通常可能是鄰居、可能是鄰里長，因此有「在地土地公」之稱的鄰里長，成了非常重要

的關鍵，他們清楚了解社區居民有哪些問題，誰是孤伶無助的。

　　因此要如何贏得鄰里長們的信任，把個案轉介出來，讓團隊能夠進到家去照顧，都必須跟鄰里長達成很好的默契與互動。有時團隊會跟里長說：「我們可以一起互相合作，照顧好你的里民。」剛開始團隊會主動去拜訪里長，讓他知道有這樣的構想，他希望團隊能提供什麼樣的服務與共識，讓里民感受到他們能受到與眾不同的照顧。當然還有一個重要原因，團隊需要案源，沒有案源，就沒有辦法邁出社區整合照顧的服務。

　　大家都知道里長的工作已經滿多、滿雜的，如果說再請他們多忙一樣──介入長照、發掘個案等等，以臺北市四百多位里長的接受度來講，團隊進到社區必須要取得居民的信任，可是並不一定每個人都能夠信任團隊善意的出發點，有些老人的防衛

心滿強的，讀者朋友也許難以置信，團隊曾上門拜訪，卻被當作是「詐騙集團」。所以即便是善意，一定也要慢慢去磨合，而鄰里長好比在地土地公般，是容易被里民們所信賴的。

因此剛開始，先找幾位曾與團隊有合作默契、理念相同的里長，等服務口碑打開了，別里的里民開始會跟他的里長反映：「我們這一里也可以有這樣的長照服務嗎？」慢慢的，其他里長看到了也覺得不錯，會主動詢問團隊，大家一起來做社區的整合照顧。2018 年起，服務模式範圍變大了，團隊主動到服務範圍去拜訪里長們、一起去對里民們做長照服務說明。

一個弱勢的失能者，除了靠個案管理師跨專業、跨機構的將病歷歸戶外，長照服務要落實的，包括：走動式居家服務、在宅醫療、輔具及居家環境改善、居家的藥事、護理、復健、營養評估、送

餐服務，及生命最後一程的安寧照顧；在整個過程
中，當然還少不了熱心的在地志工穿梭幫忙。

社區的健康服務中心

　　臺北市共有 12 區的健康服務中心，是由原來的
臺北市 12 個行政區「衛生所」轉型而來。除了依舊
負起社區民眾健康促進與健康維護責任外，同時也
整合社區內與健康有關的各機構，共同建構預防保
健的社區網絡，希望能成為社區民眾健康的管理
者。所以老人們在天氣不錯的狀況下，歡迎到健康
服務中心走走、看看。

　　這些社區服務中心也會有些個案轉給團隊，其
實個管師發掘的案例將近 30%，鄰里長轉介的也有
百分之二十幾，兩項加起來就已經一半以上了，所
以在他們的努力幫忙下，團隊才能發掘真正失能待
援助的老人。在照顧的個案中，有 70% 的病人都是

中重度失能的老人，也就是說，透過社區經營，找
到了真正需要去照顧的那一群民眾。這其中約有
47% 的老人需要居家醫療，將近 44% 的老人，是需
要居家服務的。

臺北市 12 區的健康服務中心及就近聯醫院區

行政區	市聯醫院區
信義區、大安區、文山區	仁愛院區
中山區、大同區	中興院區 林森中醫昆明院區
中正區、萬華區	和平院區
士林區、北投區	陽明院區
松山區、南港區、內湖區	忠孝院區

雙膝關節置換後，79 歲的郭阿嬤……

　　兩年來阿嬤無法下四樓去看醫生，由於獨子阿平得上班，兩年多來，她白天在家，不是在客廳看電視，就是回房間躺著翻來覆去；午晚餐則是阿平先月付一筆錢，拜託樓下自助餐店幫忙送餐。

　　有一次阿嬤在家跌倒爬不起來，直到阿平回家才發現送醫，為了避免意外再發生，阿平只好在上班日每天花一千元請親戚幫忙白天的照顧陪伴，生活只能過得更縮衣節食，月月在入不敷出的透支。

　　自助餐店的老闆娘於心不忍，把阿嬤家的情形告訴里長：「阿平算很孝順的孩子，起早摸黑的辛苦打拚，錢還是賺不夠開銷，他自己都隨便吃，叫一兩樣青菜，淋點醬汁拌飯，填飽肚子就好，可是一直交代給媽媽的便當，要有肉有菜有蛋，營養要顧到，你看有沒有什麼辦法幫幫他們母子？」

里長找當地據點的個管師幫忙，申請到居家醫療和照服員，在有人陪伴鼓勵下，阿嬤開始認真練習走路，做抬腿復健運動，嫁到基隆的女兒，也可以鬆口氣，不必每隔一兩天來回奔波，幫媽媽洗澡兼打掃。比起一天花一千元請人陪伴，家裡的經濟壓力也稍可喘口氣。

透過照服員的幫忙，分攤日常生活上的照顧，在這群中重度失能的老人裡，醫療協助、日常生活照顧的比例是一比一。對於延緩失能，團隊能提供什麼樣的照顧，「社區整合照顧」扮演了很重要的角色。事實證明，並不是所有失能的病人，都只能窩在家裡熬著度日，如果能讓他們的生活型態有所改變，他們會更有力量面對生活。

居家醫療，是社區整合照顧的基石

年長者行動不便，居住環境沒有電梯，每次就醫都勞師動眾、舟車勞頓，實在苦不堪言，而且照顧者負擔也相對沉重。那醫療單位是不是能走出白色巨塔，提供不一樣的服務？

堅叔說：「健保署於 105 年 3 月啟動居家醫療，北市聯醫首先響應。當初的想法很簡單，居家醫療是快速老化社會的重要基石，如果連公家醫院也不帶頭做，誰還願意做？ 105 年 8 月健保署的資料，北市聯醫的居家醫療紀錄竟然占了全臺的 95%，表示其他醫療院所大家都在觀望。到了 107 年 7 月，我們的居家醫療的數量只增不減，還是全國第一，但是只占了全國的 5.4%，顯示全國的醫院已經動起來了。」

市聯醫團隊收案的統計，弱勢失能者的居住環

境，家無電梯或住 2 樓以上，或只能窩居在地下室的有 42%；住在有電梯大樓的占 35%，住在一樓的占 23%。有家人同住的有 88%，獨居者占 9%，有外傭或看護陪伴的占 2%，依靠親友同住的占 1%。

　　有不少退休的朋友，選擇去醫院幫忙當志工，記得去年的一場九九重陽節社區活動，團隊找當地的里民志工幫忙，而不是聯醫的志工。當這幾位熱心的里民志工一出現，他們的好人緣立刻吸引了社區的鄰居，一個招一個紛紛加入活動。這些里民志工，對左鄰右舍算熟悉的，所以當他們來幫忙時，會有吸磁效應；於是在里長、里民志工的帶領下，大家主動去關懷需要幫忙的病人鄰居、發掘潛藏的個案，再通報轉介給團隊。

弱勢失能者的居住環境

　　以失能者為主的居家醫療，病人基本的日常生

活有這些問題：

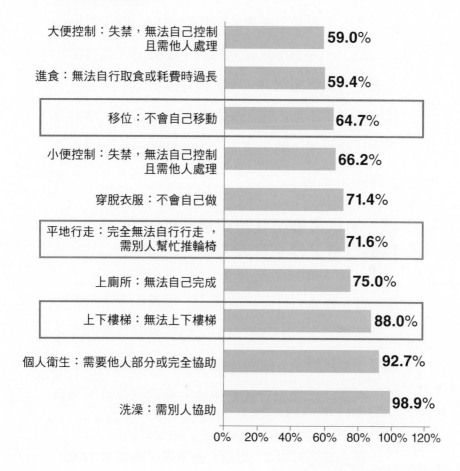

大便控制：失禁，無法自己控制
且需他人處理　　　　　**59.0%**

進食：無法自行取食或耗費時過長　　**59.4%**

移位：不會自己移動　　**64.7%**

小便控制：失禁，無法自己控制
且需他人處理　　　　　**66.2%**

穿脫衣服：不會自己做　　**71.4%**

平地行走：完全無法自行行走，
需別人幫忙推輪椅　　　**71.6%**

上廁所：無法自己完成　　**75.0%**

上下樓梯：無法上下樓梯　　**88.0%**

個人衛生：需要他人部分或完全協助　　**92.7%**

洗澡：需別人協助　　**98.9%**

0%　20%　40%　60%　80%　100% 120%

資料來源：臺北市政府衛生局

　　以蘭州國宅來說，一開始找不到願意接受照護的民眾，主要是對團隊的信任度不夠，但在鄰里長的協助下，加上市聯醫團隊的不斷努力，所提供的資源整合與醫養結合，受到民眾高度肯定與信任，從社區志工不斷的加入，以及民眾的掌聲，事實證明做法是對的，蘭州國宅已成為社區整合照顧示範的據點。

萬一，以後要是我也中風 你們也會這樣來看我嗎

　　有次團隊去社區探視病人，經過病人家隔鄰的一個麵攤子，因為團隊常去，麵攤兩鬢飛霜的胖老闆也和團隊熟了，他突然靦腆的問：「你們又來看伊嘍，啊萬一以後要是我也中風，你們也會這樣來看我嗎？」

　　個管師告訴他：「阿伯，如果哪天你需要團隊，

團隊一樣會來照顧你的。」這就是信任，阿伯知道是市聯醫的團隊在社區穿梭，是為了照顧生病失能的人。瑞萱主任覺得：「能夠贏得社區里民們的信任度，讓更多有需要的人得到幫助，就值得欣慰了。」

所以團隊的個管師常會去和鄰里長互動，盡可能一兩個禮拜去一次，讓里長知道團隊的真心誠意，讓社區照顧的連結更完整。在長照服務上，志工是社區照顧不可或缺的人手，團隊也冀盼這些志工們，能發掘更多有意願參與的新手志工。當然，在市聯醫的各院區，也會找尋來自不同里的里民志工們，作為社區整合照顧的種子部隊。

市聯醫的仁愛、中興、和平、陽明、忠孝及林森中醫昆明院區，都有加入長照的服務，初始的範圍會設一個據點，一個院區大概有一到兩個據點，再以據點為中心去招募志工，然後在服務的據點服務個案。所以 2017 年從蘭州國宅社區整合照顧的第

一個據點開始，到 2018 年，已經複製到各院區都有一個據點，當然仍在慢慢擴大中。目前蘭州據點只有 5 位志工，雖沒有很多人手，但會依照志工可以幫忙的時間來排班，可能一個禮拜只有某個半天，可是他們培訓過，在個管師的指導下，會依照每一個病人的需求，幫忙提供轉介。

其實現在全臺灣有滿多民間的 NGO（非官方組織），那些志工們都做得非常好。譬如像紅十字會做電話關懷聯絡，衡山行善團做了很多家事的整理、清潔、環境改善等等。市聯醫的團隊就會想讓在地的里民志工們，怎麼去補足長照服務不同的區塊；好比這些志工可以陪伴散步、陪伴就醫，團隊希望里民志工們，有十足十的愛心、耐心、恆心，一起來加入繁瑣的長照團隊。

被定義認可的「獨居老人」

　　有一天，蘭州國宅的個管師在討論會中提起：
「張先生是列冊的獨居老人——」堅叔不解：「難道
還有未列冊的獨居老人嗎？」個管師點點頭：「是
的。」直至此時，市聯醫團隊才恍然大悟：不是所
有的「獨居老人」都享有政府一樣的照顧，甚至有
許多非列冊的獨居老人，社政單位根本不知道他們
住在哪裡。

內政部獨居老人的定義

● 年滿 65 歲以上之單身獨居老人，以目前居住
　之事實為依據。

- 一戶兩位以上老人，係指其中一人缺乏生活自理能力。

- 與子女同戶籍，但子女未經常性同住（老人有連續 3 天以上獨居事實者）。

- 與子女同住，但子女缺乏生活自理能力。

　　長照定義的獨居老人，也是依內政部門檻設定的；但如果一個老人住在臺北市，沒有其他家人同住，或是家裡有親人只是寄戶口而已，或是只有兩個老人相依為命，算不算是獨居老人？

　　以臺北市來說，年滿 65 歲以上，單獨居住本市，且無直系血親卑親屬居住本市者，便符合獨居條件。若夫與妻同住、且均年滿 65 歲，且無直系血親卑親屬居住臺北市者，便算列入獨居老人。

　　但還是有些不符合標準的弱勢老人，因為周邊的條件受限，能夠利用的資源更少，相對上他們取得長照的相關訊息也會更少。仁愛院區的黃喬煜醫

師，舉了件個案：

房子只有地上使用權的老奶奶……

　　大安區最東邊，山坡上住了不少獨居的長輩，土地的地權是公有的，他們只有「地上使用權」而已。我們在發掘個案時遇到一位老奶奶，自己獨居在山上，從山下要爬很多階梯才能到家。她有兩個女兒，一個女兒遠嫁韓國，一個女兒嫁在桃園。獨子因為毒癮問題被關在勒戒所，丈夫過世了，平常就靠著兒女分攤生活費。在我們介入之前，老奶奶有些身心情緒狀況，每個月在桃園的女兒會抽空來帶她去看醫生，幫忙準備一些吃食，但無法常常陪在奶奶身邊照顧。

　　女兒很願意接奶奶到桃園就近照顧，但是奶奶習慣了三十幾年山上的家，不肯搬去桃園，居家醫療團隊介入後，提供了整合性長照服務給她，幫她

申請了一些居家服務的資源，每周有人陪著她到附近的市場採購兼出門走一走，個管師幫忙申請了警鈴設備，安排獨居老人的電話問安……奶奶因為身心情緒問題，少跟人主動溝通，鄰居悄悄告訴我們：「奶奶之前因為兒子吸毒被指指點點、又遭了幾次小偷，她白天晚上都門窗緊閉，很防人的。」好在她經過「觀察」後，願意開門讓我們進去，當信任感建立了，發現她其實是很能聊天的。

　　一段日子過去，奶奶的女兒緊握個管師的手，滿是感激：「多虧了你們的幫忙照顧，讓我的負擔減輕了很多，到底台北桃園間，路程上還是很有段距離的。很多時候，我真的是心有餘、力不足，兼顧不到啊！」之後，女兒如果接到鄰居的通風報信說奶奶又怎麼不對勁了，她可以邊趕路，邊先請團隊幫忙照看。「就心理壓力來說，你們真的可以讓我喘口氣，那種無能為力的慌亂是旁人很難體會的。」

　　臺北市雖然是很繁榮的首善之都，其實在很多
角落裡依舊有很多需要幫助的老人，不知道有資源
可以幫助到他們，市聯醫在能力所及的範圍，透過
團隊主動發掘，雖然一步一腳印很慢，但看到受惠
的老人，還是很欣慰。像這位老奶奶，不是中低收
入戶，因為她有地上權的房產，以獨居老人來看，
有社福資源會做定期關心，但因為個管師介入了，
聯繫各個資源，透過健康服務中心、老人服務中
心，會定期電話問安或是訪視。

　　瑞萱主任認為：「這些在定義不上不下的老人
家，團隊應該也要去協助他們。」曾有里長發現，
社區中有老人實際上是一個人獨居，雖然兒女也居
住在臺北市，卻無法常常就近照顧，當老人行動不
便或日常生活起居有身體不適時，只能打電話找個
管師協助；有不少老人符合獨居條件，但本人及其
家屬不知道，等市聯醫團隊發現了，才協助他們完

成申請。

　　舉例來說，臺北市現在有很多屋齡四五十年、甚至更久的老舊公寓，設計落伍，可能連樓梯的每一階高矮都長寬不一，扶手欄杆搖搖晃晃，可是如果以臺北市目前的房地產行情來講，屋主根本就不可能是弱勢嘛！是不是該有排富條款或什麼辦法可以跟上時代、依現實狀況來修改？社會局雖然說：「中低收的條件都會定期做修改。」可是老實說，以臺灣這樣貧富不均的現況，這些「有其屋」的老人，很難被長照包羅進去，因為中低收戶的名冊越多，國家負擔越大，補助就會越大，所以勢必要有一個基準線。

　　對於有安全線保障的個案，他們有低收、中低收證明、是列冊的，或獨居列冊的，政府就會給資源援助，這很重要，因為「身分」可以名正言順的用長照補助費。假如不是中低收，是一般戶，可是

經濟上明明又很有限，想使用長照資源，幾乎全部有自付額負擔。

以日本老人為借鏡，有些老人日常生活過日子的確是有捉襟見肘的困難，卻因為擁有比沒有還糟的丁點家產，得不到國家眷顧，變成子女勢必要「介護離職」——離開職場回來照顧他。等照顧一段時間後，老人逝世了，子女也老了，沒有辦法再回到職場，換成子女的生活經濟有問題，變成了「世襲」的弱勢老人；或是手足中可能有單身的，沒有人可以照顧他的又老又病階段，就變成拖累到手足的「手足傷害」，高齡社會的老人悲歌，令人扼腕嘆息。

臺北市政府對獨居老人的定義

條件包括：

一、年滿 65 歲以上，單獨居住本市，且無直系

血親卑親屬居住本市者（若長者與親屬關
係疏離者，不在此限）。

二、雖有同住者，但其同住者符合下列狀況，
　　且無直系血親卑親屬居住臺北市，列入獨
　　居：

●同住家屬無照顧能力。

●同住家屬一周內有連續 3 天（含 3 天）
　以上不在者，列入獨居，但間歇性不在
　者，不予列入。

●同住者無民法上照顧義務、無照顧契約
　關係者。

三、夫與妻同住且均年滿 65 歲，且無直系血親
　　卑親屬居住臺北市者，列入獨居。

臺北市社會局對獨居長者的照顧服務

● 本市相關福利及法律諮詢

一般長者：有 / 獨居長者：有

● 電話問安及關懷訪視服務

一般長者：無

但若失能者依需求，有接受長照或居家醫療

等服務則有 / 獨居長者：有

● 營養餐飲服務

一般長者：有 / 獨居長者：有

● 日間照顧服務

一般長者：有 / 獨居長者：有

●居家服務

　　一般長者：有／獨居長者：有

●文康休閒活動安排 (長青學苑、長青社團活動)

　　一般長者：有／獨居長者：有

●機構安置服務

　　一般長者：有／獨居長者：有

●老人保護服務

　　一般長者：有／獨居長者：有

●緊急救援系統

　　一般長者：可自費裝置，費用約 2 千元

獨居長者：有

● **前往本市立聯合醫院就醫，免付掛號費服**
務

　一般長者：無

　獨居長者：免付掛號費

● **補助民間團體辦理獨居與失能長者服務案**

　一般長者：有／獨居長者：有

● **其他服務：例如民間團體於農曆春節舉辦**
　　　　　　　相關活動或贈送禦寒衣物、棉
　　　　　　　被等

　一般長者：無

　獨居長者：優先服務

第二章

走出白色巨塔的
醫療團隊

- 是人與人之間的情誼溫暖了使命感
- 那條如影隨形的氧氣管
- 15年，沒出過家門
- 阿義伯的小旅行

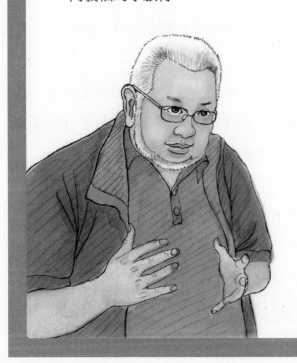

是人與人之間的情誼
溫暖了使命感

「走出白色巨塔，是給醫療體系一個反省的機會！」

這不是一句口號，而是醫界必須要走的路；這條路一定辛苦，為什麼一定要走？因為必須為臺灣高齡、甚至超高齡社會的醫療做準備。

「醫療人員應該突破固有醫療框架，坐在醫院診間，等病人自己上門來；但現在的世界醫療趨勢，是以推動社區為主的整合式健康照護。一直以來，要看病，得自己上門到醫療院所，這是大家習以為常的事，向來絕大多數的醫護人員也習慣待在醫院

裡面等病人來找。長照希望醫療團隊走出去、到病人家服務，特別是復健師、營養師、心理師……當然，有些醫護人員一開始是排斥的。」

堅叔不否認：「剛開始，醫療端真的是走不出去的。不屑、反彈、消極抵抗；我們市聯醫有六百多位主治醫師，因為政策不得不之下，曾經有約 40% 的醫師嘗試做居家醫療，到今天，仍繼續在執行居家醫療的醫師，還有一百出頭，實在令人感動。」美國和日本學者來參訪，都直呼：「不可思議！」

中興院區的孫文榮醫師說：「有的醫師會認為，我雖然坐在診間看病，但一樣半天，診間可以看四五十個病人、甚至更多，去社區頂多看三四個，留在院內看診我能看更多的病人，有什麼不好？如果對績效導向的醫院而言，居家醫療怎麼算，都不會划算。但是對有些醫師來說，去了病人家一次、兩次、三次之後，可能是來自於個案家庭或是病人的

回饋，讓心越來越柔軟，心甘情願的放下身段，一再繼續這吃力又辛勞的工作。」

市聯醫仁愛院區的家醫科黃喬煜醫師，很年輕、熱情洋溢，他說：「出去做居家醫療，開始最不習慣是天氣，充分感受夏天有多熱、冬天有多冷、下雨天有多不方便，這是在有空調的舒適診間，少有的親身體會。出診的新鮮感要能持續，成為一種使命感，我覺得，是人與人之間的情誼。出去照顧病人照顧久了，就有種跟病人之間的情分，不像診間醫病關係比較疏離，有更多發自內心的互動。」

「像是來自對病人生活背景的了解，不知不覺中讓人心中更有所牽掛。我們幾乎每兩個月去看一次病人，以我自己來說，這個月去看病人，兩個月後難道我就對他不聞不問了嗎？我會好奇兩個月後他的狀況，在我們深入他家的照料下，病情有改善了嗎？在走入社區之後，跟病人建立起的感情，微

妙中有更多的溫暖互動。對我而言，覺得這種感情
會比在診間更深入，實際走到病人家裡，知道他的
居家環境怎麼樣、住在幾樓、有什麼樣的家人、他
的宗教信仰，越了解這個病人，醫病間的互動，不
再只有他的病痛，他的生活無形中跟我是有連在一
起的，這是一種在醫院診間單純執業會看到的病人
不同。」

　　當醫療團隊要走出他們習慣的、傳統的，看診
治療模式，走進社區去做居家醫療、做長照，光就
心理上的衝擊是很百轉千迴：「我已經有原本很忙碌
的看診、手術、查房、教學、寫論文報告……醫療
例行工作都忙不完了，還要去社區做居家醫療，時
間上怎麼分配？我也是一天 24 小時啊！」

一直吵門診護理師的阿國……

　　中興院區的泌尿科柯明中主任，在門診裡發現

有位病人阿國，每次來門診，就不管三七二十一的拚命敲門，一直吵門診護理師：「我可不可以提早看一下？拜託拜託啦，幫一下啦！」柯主任覺得診間還有那麼多人在候診，我怎麼好總讓你先看？對其他病人也交代不過去。後來在推居家醫療，柯主任決定要到阿國這個「到底每次來都在急什麼」的病人家一探究竟。

　　當柯主任去了之後恍然大悟，因為照顧這位下半身不方便的阿國，是白髮蒼蒼、行動也不靈活的九十多歲高齡老母親。阿國每次出門看診，都有賴開計程車的厝邊老李幫忙，從三樓揹下來、去醫院、看完診送回家又揹上樓。老李總不收車錢，阿國很過意不去，擔心讓老李為等他看診大半天不能做生意，只能盡快來去匆匆。而阿國到門診，所需求的不過是幫他換尿管。柯主任當下滿難過，心想阿國為了換尿管得跑門診，一等又是大半天，我來

一趟，一會兒工夫，就能滿足他的需要，少了阿國提心吊膽的來回奔波，這是我能做得到的幫忙，何樂不為呢？

即使小兒麻痺、新陳代謝、心臟都出問題，阿國還是努力的活著，由於家實在太狹窄侷促了，老媽媽睡單人床上，阿國只能打著地鋪將就，柯主任看在眼裡好難過，當空間只能讓柯主任跪著幫阿國看診時，阿國母子感動到眼眶泛紅，跪著看病的醫生，讓人難以置信！

在醫院的診間，醫病之間要看診就得照規矩、照制度按表操課，可是當走進社區，看到在醫院看不到的那一面，人心人性、同理心，讓醫療團隊心都柔軟起來了。當看過兩三個個案後，深深體會到什麼是「助人為快樂之本」，人性善良與慈悲之心油然而生！雖然醫院也會針對出勤進社區的專業人員，有些微的績效獎勵，但越來越沒人在意。目前

聯醫在推社區的整合照顧，會晉用一些長照的人才，專門分攤在社區裡的服務，否則醫療團隊真的分身乏術。

複製北海岸金山的經驗值

目前衛福部推的「社區長照計畫」，堅叔說：「其實之前健保署想推過，但是根本無法落實，2015 年推的結果慘敗，這樣不行，社區長照不但要做，本來就該做！當時我是臺大金山分院的院長，所以就選金山社區來落實社區居家的長照，成果相當不錯。」也因為有了金山社區成功的例子，市聯醫才當起領頭羊，在臺北市全面推動。

論人計酬，原是健保局推廣的疾病預防計畫，與健保的傳統論件計酬給付制度，著重在發生疾病後的醫療是不盡相同的。

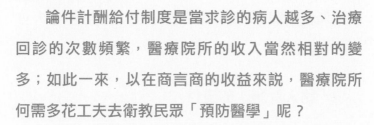

論件計酬給付制度是當求診的病人越多、治療回診的次數頻繁，醫療院所的收入當然相對的變多；如此一來，以在商言商的收益來說，醫療院所何需多花工夫去衛教民眾「預防醫學」呢？

立意良善的論人計酬方案，希望做的是醫療端必須在一定比例的健保經費下，照顧投保民眾的健康，提供必要的醫療外，就算健保經費有限制，當投保的民眾對疾病預防有越多概念、越懂得如何做好自我的健康管理，自然便越少用到醫療資源。

懂得預防不生病，強過傻傻一直在吃藥打針

因此醫療院所端，要盡量提供大家各種預防醫學的常識、做些基礎性的健康檢查、篩檢，避免疾

病發生後，有生之年都得做醫院常客、甚至成為需要長期醫療照顧的病人，當事人自己辛苦、家人也跟著受拖累。

「論人計酬」的支付

是以收案對象前一年、每人、每年醫療費用為基礎，再依年齡、性別等因素做風險校正計算，譬如有些醫療院所的病人多屬於老年人或多重慢性病患，每人給付將會提高。以區域性為單位來說，假設該地區戶籍人口有 20 萬人，經年齡、性別校正，再加上當年的成長率後，每人每年醫療費用乘以人口數，為社區民眾進行衛生教育、及提供醫療服務等健康管理的保健費；如果預防衛教做得好，節餘的費用就可以作為這家醫療院所的獎勵盈收。

這樣的制度，讓當時擔任臺大醫院金山分院院長的堅叔，思考醫療團隊是不是還該像以前的常規

醫療——待在醫院等民眾來看門診或急診？堅叔說：「論人計酬的精神，是這一區域的病人，讓在地的你們來照顧。意思有點像是在地的守護神、土地公，金山的這兩萬多人，就由我們金山分院來負責照顧。」

「我們想，大部分的人雖然會來門診看病，可是應該還有一群病人，是待在社區裡、有苦衷、出不了家門，身為社區醫院，我們該主動走出去，看一下社區的屬性、特性，是什麼？其實北海岸的人口老化很嚴重，其中一定有些失能的長者們，可能是沒辦法出門就醫的。」

不少門診醫師常遇見一種病人，久久在門診出現一次，之後便由家屬來拿藥，那病人呢？他的病情是否有所改善了呢？如果好轉、為什麼不能親自來回診？若是變糟了，不是更應該來給醫師看診嗎？因為這樣，堅叔在金山分院時，就開始帶著醫

療團隊走出白色巨塔。

　　「如果病人走不出來，偏偏又是位行動有困難的老人家，我們何不主動走進社區去看看？」所以就鼓勵醫療團隊走出去，身為院長，堅叔一樣和團隊一起走進民間，親自在北海岸山上海邊出沒探訪。

　　剛開始，醫療團隊的接受度如何？

　　從金山分院和院長一起轉到臺北市聯醫總院的徐愫萱醫師，溫柔親和得像鄰家姐姐。「當然會不習慣啊，尤其是夏天，診間的涼爽，相較於戶外的酷暑，如人飲水，冷暖自知啊！更何況在北海岸，翻山越嶺的居家照顧一定跑不掉！」愫萱忍不住微微一笑：「不過民眾的反應，倒是很有意思，他們會覺得怎麼會有醫護人員主動跑來家裡關心病人？不可能呀，是詐騙集團假裝的嗎？向來高高在上的醫療團隊，會和藹可親的登門拜訪、噓寒問暖，對他們來講，是難以置信、一件不可能發生的事。」

「完整的」長照，應該陪伴到最後一程

「到市聯醫總院後，我們試圖把在金山分院的到宅服務經驗，從中興院區出發，走進周邊社區，把長照概念帶入。我們的想法滿單純的，長照，不就是提供失能者的生活照顧嗎？這不就是所謂的長照服務嗎？」

堅叔說：「可是制度上，有人把醫療跟長照切開，但事實上，一群失能的人，一定會有醫療的需求。長照不就是用醫療關懷的初衷，病人需要什麼，不論醫療也好，長期照護也好，都由長照制度來負責，統整在一起的嗎？」

「一開始選定蘭州國宅，因為它是一個小範圍的試驗區，能將我們的完整長照理念、精神，帶進去試著去做做看。經過一年多蘭州國宅模式的經營長照，我們覺得是很成功的，所以接下來會把這樣

的模式，希望能夠在聯醫的其他院區也開始推展。」

完整的長照理念、精神，應該是這樣的：

以「健康促進」當基礎，讓銀髮族樂活其中

包括營養衛教、居家防跌、整合用藥、老人憂鬱篩檢、失智篩檢、延緩失能等。

住院治療後的出院準備服務

出院準備（出備）的核心價值，在「以人為中心」！用意在幫病人及家屬解決回家後的照護問題；當失能病人返家後，將要面對的日常生活照顧，比住院時更複雜，而這些都不是家屬能應付得來的。特別是中風、腦傷、脊椎損傷、髖骨骨折、失智病人、其他特殊疾病的病人，及生命末期的病人。

出院準備會議，也可以說是以病人「日後生活需求」為主，做醫病雙方出院前溝通會議，參與的

人包括了醫護人員外，還有復健師、藥劑師、營養師、社工等的介入。這樣的跨團隊和病家持續溝通、團隊成員照護理念相近、地位平等、彼此了解，並信任彼此的專業能力，一起分擔工作、一起達成目標的熱忱，是會傳染的。

「居家醫療」與「安寧」

「在居家醫療裡做安寧的這個部分，不管從病人或家屬端，會因得到的信賴感，而願意溝通，會比在醫院的感覺要好；到底和在醫院的氛圍還是不太一樣。」

黃喬煜醫師認為：「我或許會覺得在家裡的環境，他們更能夠說出一些真正藏在心裡很久的想法，而且團隊也能夠更了解他們家庭的各個面向。我以前在安寧病房，遇到很多末期的病人，他們到醫院就已經是生命的最後一兩個禮拜，我們忙於處

理病人的症狀，加上醫院工作步調非常繁忙，很難
有充裕時間，全面性的跟病人或家屬做一些溝通。」

　　「如果能從居家重症照護，到居家安寧的照護，
時間上或許從三個月到六個月，這期間，團隊會更
加了解這個病人和他的家庭，了解病人的需求，幫
他把說不出口，或不知道該怎麼表達的心事、做委
婉的溝通，大家一起成全、滿足他最後的心願，看
病人心無掛礙的放下，往往家屬和我們團隊成員，
都會非常、非常感動。」

那條如影隨形的氧氣管

　　松樹伯仔，七十多歲，是長照身分別的「一般戶」，兒子長年在對岸工作、也在對岸成家，女兒嫁到外縣市。平常和太太兩個人在家過日子，沒獨居。松樹伯仔的慢性阻塞性肺疾病，已經十多年了，都一直得隨身要戴著氧氣，特別是上下樓，松樹伯仔說：「每次出個門，簡直在拚生死，實在是太辛苦了。」

　　漸進式的慢性阻塞性肺疾病，沒有根本的治癒方法，無法恢復呼吸道的阻塞，肺部的功能越來越不好了，需要隨時使用氧氣。里長每次看松樹伯仔從住家四樓下來看病，在門口就得扶著太太喘上好

一陣子，連話都說不出來。

「出門看個醫生這麼艱苦，啊醫生不看又不行，我來幫你問一問，能不能申請居家醫療啦！」

個管師去探訪，看見松樹伯仔真的很辛苦，不論他上廁所、洗澡，只要行動，都隨身牽著一條氧氣管，松樹伯仔看著太太說：「囝啊攏嫁娶啊，內外孫啊攏有啊，要不是汝憨頭憨腦，啥攏要我操心照顧，要不是不甘放汝一個人，我何必活著喘得這壞命？」其實松樹姆仔不癡也不傻，應該說是、很習慣依賴先生的小女人吧？

在個案需求討論會上，個管師認為松樹伯仔的需要，應該不只有氧氣，他雖然七十幾歲了，他的雙腳是還有力氣的，行走是沒問題的，只是因為喘讓他的行動受限而已。於是居家醫療團隊安排胸腔復健師過去，看有什麼樣的方法可以改善松樹伯仔的呼吸困難。

復健不僅可用在肢體方面，調整呼吸也是一種
療法，復健師開始教松樹伯仔胸腔呼吸的復健「噘
嘴呼吸」。就是把雙唇噘成圓形，吸氣再緩緩吐氣，
吐氣時間要比吸氣時間慢兩到三倍，因為慢慢的吐
氣，可以降低肺內肺泡的塌陷；利用放鬆技巧，減
輕焦慮，使呼吸速率降低，同時還能訓練呼吸肌肉
的力量，增加肺部氣體交換功能，改善病人因為一
動就呼吸困難、就喘。

透過這樣一吸、一呼、慢慢吐氣，讓松樹伯仔
的氧氣能夠漸漸增量進去，幫助他肺部的擴張；再
來是教他怎麼走路，當然這也是漸進式的活動。接
下來的運動訓練，是幫松樹伯仔增加活動的耐力，
譬如散散步、做做舉手運動等。

「去洗澡也可以分段喔！」個管師告訴松樹姆
仔：「可以讓他先坐在馬桶上，坐著洗，慢慢再試著
讓他站起身來洗。」松樹伯仔很努力的學，復健師

交代復健訓練一天要做幾次、每次要做幾回，松樹伯仔行有餘力都會再多做幾次。個管師每周幾次來探訪、了解練習狀況，慢慢的，松樹伯仔氧氣濃度使用得越來越低，大概從 3 降到 1。

終於松樹伯仔在家已經可以不用氧氣隨身走，只有去浴室洗澡因為要關門、室溫會變熱，才需要用氧氣支撐。

「恭喜啊，現在只有下樓散步、去門診看醫生，才需要用氧氣了。」

松樹伯仔好高興：「這三個多月來，沒白努力。」

「不過──」個管師說：「功不可沒的是松樹姆仔喔，要不是她溫柔悉心的從旁加油打氣，伯仔的潛能怎麼可以發揮得這麼火力十足呢？」

15 年，沒出過家門

　　有一位失能的病人阿政，中風 15 年都沒有辦法下樓，他不過才住在 2 樓而已，只因為他中風，半側活動完全癱瘓，早年老公寓的樓梯非常陡，而且很窄，像堅叔這麼胖的身形，爬上去都快塞滿整個樓梯空間了；即使像團隊中手腳靈活的人，上下樓都覺得階梯每階高低不一又好陡，很怕一不小心摔下去，更何況是中風病人。樓梯太陡，以至於蘭州國宅的老式公寓建築，連爬梯機都無用武之地，阿政就因為這樣，15 年來都沒下過樓。

　　中風之後出院，阿政住過一小段時間的養護機構，但花費太高，家人負擔不起便帶回家照顧。絕

大部分都是哥哥和九十幾歲的老媽媽輪流，拿藥怎麼辦？哥哥要不就近到藥房用慢性處方箋拿藥，或者是去醫院幫忙拿藥，阿政自己根本沒有辦法回到醫院回診，15 年就這樣過去了。

阿政是怎麼被發現的？因為市聯醫推居家醫療，醫師發現這個病人在門診都不現身，總是家屬來拿藥，不就表示病人有問題出不來？因為這樣，從門診追蹤到阿政家，了解之下才知道這 15 年來，他的慢性疾病是怎麼控制的：阿政哥哥到門診口述給醫生聽，以健保來說，病人沒有實際到門診，醫生可不可以用「聽說」然後開藥？實際上當然不行，可是醫生能置這樣有困難的病人於不管嗎？該不該開藥給他？他真的需要啊！可是早年沒有居家醫療這樣的制度，醫師也沒有依據到病人家一探究竟。

當阿政被發現後，他是有身障手冊的，且家境又是低收入戶，可是長照資源沒進去。中興院區醫

療團隊進去後，已經中風了 15 年的阿政，要不要幫
他做復健？因為他肌肉都已經攣縮了，復健能讓他
的肌肉不再僵硬、更攣縮，所以團隊想想復健應該
要加進去。況且一直照顧阿政的哥哥也七十幾歲
了，照顧壓力很大；團隊就在想可不可能用復健治
療來幫助阿政？阿政雖然坐輪椅，但還可以一手自
己拿尿壺尿尿、可以自己用一手吃東西、還可以抽
菸。

　　15 年來，阿政都生活都在小小客廳的一張方桌
旁，等著家人有空來跟他說說話，或者是看電視打
發時間，他的生活再也沒其他動靜了。復健師來了
之後，發現阿政還有一些不錯的肌肉是可以運用
的，包括大哥要幫他洗澡時，復健師能教他屁股怎
麼抬高，大哥就不會因為要使勁托起阿政而腰痠背
痛；但阿政大哥拒絕了。

　　阿政大哥覺得團隊在找麻煩：

「我自己來還可以啊，你們那個照服員來，家裡又小又亂，多個外人進進出出，我更麻煩！」

「你們來阿政真的會比較好嗎？我都照顧了這麼久了，他也沒不好到哪去，你們是要來讓我多麻煩的啊？」

經過團隊努力的溝通，阿政自己也想試看看，大哥才勉為其難的點頭：「試一下好了。」

當復健師教會阿政抬臀後，大哥覺得真是太好了，阿政的一些擺位動作讓他輕鬆多了！當信任開始，半年後再跟阿政大哥提照服員的事，團隊勸他：「你看，復健師來做復健，你搬阿政就變輕鬆了，照服員來了之後，你可以放心出門去剪個頭髮或去辦個事，這樣不好嗎？」

照服員來了，阿政很開心，阿政大哥、連阿政老媽媽都會開心說笑了。個管師幾次訪視後，發現阿政愛唱歌，特別是那首〈愛拚才會贏〉。個管師很

天才，她說：「這樣好了，既然在做復健，中風的那隻手就拿麥克風，好手扶著，一邊做訓練肌力，這樣做運動就不會太無聊了。」

阿政拿麥克風唱歌後，發現腦子開始變靈活、日子變得有活力、每天也有了寄託。有一天市長來看這個病人，提議說：「可以的話，揹他下樓看看。」

這是阿政 15 年來第一次下樓！

經過家前面廟宇，阿政激動的雙手合十拜拜：「謝謝菩薩保佑，請保佑讓我將來能夠越來……身體越來越好……能夠早日不要再拖累大哥、拖累阿母……」四處東張西望後，阿政急著推輪椅到附近的檳榔攤，他九十多歲的老媽媽還在那賣檳榔。

「我沒生病以前，放學啊、下班啊，都會去幫媽媽賣檳榔。」阿政告訴隨行的團隊，第一次看他能把輪椅推得如此輕快。

當一個久病的人能出家門，發現生活圈子變大

了、周邊鮮活起來了，看事情的角度、對生命期待也不一樣了。團隊帶阿政去里長辦公室，讓里長知道他轉介來的病人，經過團隊這樣照顧後，真的變成不一樣了。阿政看到鄰居們會主動說嗨，揮手打招呼，不少老厝邊看到突然現身的阿政，還直說：「哎喲，你可以出門嘍？要繼續加油喔！」

「阿政的個案，讓我覺得當病人有意願走出來時，延緩失能這個目標，才能夠落實去做到。」瑞萱主任微笑得好溫暖：「雖然重度失能的病人已經沒有辦法出家門了，可是像輕度跟中度的失能病人，可以的話，會請照服員多鼓勵他們，被推出來走走的意願，還是有的。」

推病人出來要去哪好呢？團隊會尋找有所謂的「共餐加值」地方。共餐加值的聚點，跟延緩失能活動是很類似的，會有一系列課程，不外乎是讓病人動手、動腦、動腳，全身都盡可能活動。因為能來

這裡的，都是同一社區的住戶，互相認識、彼此了解後、也能互相鼓舞打氣。

重要的是藉由這些活動，病人們開始有了一點自我的肯定。因為失能後的老人，過去能夠做的事情因為失能，很多行為都被剝奪了，有些是自我的角色剝奪、自我肯定的剝奪。

有些是家屬會覺得：「你都不方便了，沒關係，有事我來幫你做。」家屬的出發點是心疼、憐惜，是一翻好意，可是卻無心剝奪了病人很多的行為能力。

「我覺得，在長照裡不是只有日常生活的照顧，而是怎麼去重建他的心理靈性的那一個部分。」瑞

萱主任強調：「所以幫病人能現身在陽光下，感受周遭的生意盎然，朝氣般蓬勃的這種活力，是會群聚感染的。」

共餐，讓大家一起吃吃飯、聊聊天，一個人大概只要付個 30 塊錢或 50 塊錢就好，很容易就讓老人家們的胃口變好、飲食都津津有味起來。用這樣來延緩失能的活動，中興院區團隊曾經於社區據點辦了一個九九重陽的活動，請志工們幫忙帶了十多位長輩出來，有坐輪椅的，有拄著拐杖走得很慢的，活動設計一個多小時而已，因為失能老人沒辦法坐太久。

團隊找了中興院區的業餘樂團來演奏薩克斯風，然後帶點復健活動，鼓勵他們做做運動。事後同行的家屬告訴團隊工作同仁：

「很久很久，沒見過老人家這麼開心。」

「原來我媽媽還願意站起身來動一動，太意外了。」

有老人家說:「生病這麼久,心情壞透了,原來心情變好,音樂還是很好聽、東西還是很好吃。」

幾天後,有位病人拉著探訪的個管師說:「那天參加活動後回家,晚上好好睡,連安眠藥都免了,真是太好了。」

實戰經驗豐富的瑞萱主任說:「長照病人要讓他有動的意願,是需要團隊經過設計,要有動機才有辦法,而且得在很自然而然的氣氛下,才有辦法。所以現在開始,團隊努力從這方面來讓失能病人心甘情願、快快樂樂的和團隊玩大家一起來的遊戲。」

在臺北市的 12 個行政區,都各有一個社區整合加值服務,就是代號「A+」的據點,希望透過這些據點,照顧這些病人,針對些比較中重度、複雜的個案,辦一些活動提供加值服務,每月會辦三個半天的活動,希望讓這些民眾走出來,希望家屬能夠相信並支持這樣用心的團體。

阿義伯的小旅行

「阿義伯的個案，我們團隊介入前後的改變，讓人印象非常深刻！」堅叔眼神滿是溫馨。

今年八十多歲的阿義伯，和百歲、罹患巴金森氏症臥床的老母親相依為命。原本阿義伯是家貨運公司的資深大卡車司機，十多年前一次在北宜公路的嚴重車禍，身上多處骨折外，聽力受到重創、幾乎完全失聰，在醫院住了快三個月。出院後的阿義伯，因為重聽，手腳有些不像正常人那般俐落，總閃躲著，不肯跟人打交道。

這兩年阿義伯手腳活動力越來越差，只得請外傭幫忙打點母子倆的生活，看病相關開銷越來

大，租屋處也越搬越小，目前三口人擠在老舊社區
陋巷裡，分租一樓的一間六坪大房間度日。房間裡
一張雙人床歸老母親和外傭歇息，阿義伯的室內活
動空間，只有房東擺著的一張三人座舊老沙發。不
出門就少花錢，沙發成了阿義伯的生活重心，白天
看報、吃飯、看電視，晚上睡覺。

　　「我重聽、走路不穩又歪一邊，出門幹嘛？給
人家看笑話嗎？」阿義伯越來越孤僻，不想打擾別
人，也不要被人打擾；中風後的阿義伯，能不出門
就不出門了。

　　當市聯醫團隊走入社區發掘個案時，里長曾聽
房東說起過阿義伯的困境，在里長陪同下，團隊第
一次見到防衛心很重、即便是筆談，都能感覺到他
拒人於千里之外的不友善、不歡迎被人關注。

　　個管師看到母子倆加起來竟有數十袋藥，其中
不乏早已過期的，阿義伯原本也是有在固定看診，

有時天氣不好，實在是出趟門太麻煩，好不容易去到醫院看診、見到醫生的時間沒三五分鐘，卻要一直在等等等，乾脆用處方箋到就近藥房拿藥，吃著吃著又覺得沒啥效用，隨手就擱在一旁，等又很不舒服了，再重新去拿一堆藥。老媽媽的藥也是吃得有一搭沒一搭，一次得吃好幾種，可是每批藥總沒能在同一時期內吃完。

用筆懇談下，個管師寫下：讓我們來，用事實證明，對您和媽媽都好。里長和房東在一旁敲邊鼓：「好啦，不管怎麼說，對你、對你媽都好啊，不試試怎麼知道？」

阿義伯看看躺在床的老母親，環視雜物堆疊的室內，鋪了層灰的桌椅櫥櫃，寫下：家很小，別來太多人。

個管師寫：好，先找醫師和藥師來，兩個就好。

阿義伯無奈的點點頭。

中興院區的居家醫療在個管師安排下進來了，
光是阿義伯的藥，在醫師檢視下，竟然可以由24種
降到9種，醫師的出現，對阿義伯母子的就醫不便
幫了極大的忙，同時也協助老媽媽完成在宅的身障
鑑定。對於阿義伯一些較特殊的用藥如噴霧劑的正
確使用方式，藥師不厭其煩的用手機視頻教導阿義
伯，直到確定他知道怎麼使用。

阿義伯牙齒受損嚴重，連倚賴取代咀嚼功能的
門牙都岌岌可危，個管師幫他申請身障牙科補助
外，來訪視的營養師也發現阿義伯蛋白質攝取量不
足，建議他每天喝一盒新鮮屋量的鮮奶補充。

遠嫁澎湖的阿義伯妹妹回娘家，很驚訝個管師
透過唇語能和阿義伯溝通，自從居家醫療團隊來
了，阿義伯人也開朗多了，之後阿義伯有問題，也
會拜託鄰居幫忙找個管師解決。三個月過去，信
任，讓阿義伯對病、對人與人之間的相處，變得陽

光、願意去接受治療的挑戰！

　　居家醫療加入了物理治療師，阿義伯努力練習物理治療師教的保持平衡行走，天天在家不放棄的一練再練。這天，有暖暖的冬陽，個管師鼓勵阿義伯：「我們先坐輪椅出去，到公園後，起來走一走好不好？」阿義伯笑得像要出門遠足的小孩，很興奮。

　　到了樹德公園，安全的步道，讓阿義伯一手扶欄杆一手拄著拐杖，邁開了步子，走了一小段，阿義伯把拐杖交給個管師：「自己走看看。」阿義伯對自己充信心，慢慢走出樹德公園，還拄著拐杖信步到附近的保安宮、孔廟，個管師笑說：「阿義伯的小旅行好玩嗎？」阿義伯開心得直點頭。

　　那天回家後，阿義伯信心滿滿的告訴個管師：「終有一天，我要親自到社區據點去謝謝你們大家！」幾天後阿義伯真的來了，還帶來了幾串葡萄。

　　「妳們一定要收下我的心意，要不然我會生氣，

妳們對我太幫忙了！」個管師用唇語笑說：「阿義伯，你話說得比葡萄還甜喔！」

　　據點的桌遊，讓阿義伯覺得新鮮，玩得不亦樂乎，留守同仁親切的招呼，讓阿義伯敞開了懷說：「老爸早逝，我和妹妹靠媽媽白天幫人洗衣服，晚上到夜市攤子幫忙洗碗筷洗盤子，她那雙手……」阿義伯哽咽了：「她這輩子、天天操勞、沒過過一天好日子……我、真的很想報答她……」

　　大家私下開始集思廣益，看有沒有什麼辦法幫阿義伯一圓心願。

　　母親節來了，行動力進步很多的阿義伯，決定接受挑戰，在那天親自幫老媽媽洗臉、洗腳。在專程回家的妹妹幫忙下，阿義伯做到了！當他和妹妹大聲的說：「媽媽我們都愛妳，謝謝妳為我們辛苦一輩子。」插著鼻胃管的老媽媽伸手指著阿義伯，阿義伯彎下身摟著母親：「我知道，妳關心我的身體，

我會繼續努力好起來，我們一起加油！」

　　「醫療，不是僅存在於醫院，醫病醫身也要醫心，讓長照走進社區，主動關懷，你我都會老，不是嗎？」堅叔的微笑，意味深長！

第三章
高CP值照護模式：
醫、養，攜手「扶老」

- 「延緩失能」前的「健康促進」
- 老人不會在家乖乖做運動
- 介入生活、守護生命的居家醫療

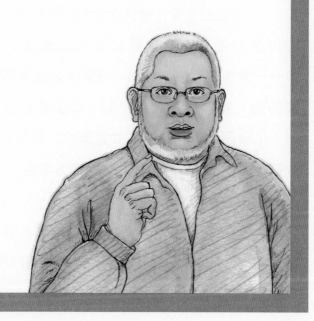

「延緩失能」前的「健康促進」

　　臺北市聯醫健康促進與管理中心的施至遠主任表示：「對醫院而言，健康促進與預防保健，像是流感疫苗的注射、癌症篩檢或成人健檢、老人健檢……很多院所都有在做。跟老人或是長照比較有關係的，譬如施打流感疫苗、或是肺炎鏈球菌疫苗，市聯醫會到一些老人共餐據點同時去做，這樣的執行方式，是希望增加老人家的方便性。」

　　林林總總，「健康促進」這件事，看來澎湃豐富；但針對高齡民眾，屬於他們的健康促進是什麼？台灣社會 65 歲以上人口將於 2025 年超過

20%，成為超高齡社會。隨著年齡增長，各項生理
心理功能退化，所罹患慢性疾病增加，健康狀況下
降，越來越多進入衰弱階段，失能及死亡的風險大
幅上升。針對衰弱老人族群，該如何加強民眾的自
我照顧能力、延緩失能及健康識能，進而建立社區
照護的連續性，漸受到重視。

　　在「延緩失能」之前的「健康促進」，對已屬亞
健康族群的中老年人，能做些什麼來促進個人的健
康呢？一般民眾對健康促進的概念其實是相當模糊
的，政府在宣傳方面也把「健康中心」歸納到健康
促進的一環，可是以健康中心來講，對一般青壯年
可能比較有用，對於老人來講，2018 年的臺灣都已
經是高齡社會了，目前各地的健康中心，有適合 65
歲以上老人的運動嗎？運動中心有專業的老人運動
安全教練從旁指導老人運動嗎？

骨質疏鬆性骨折指標

　　國民健康署建議用骨質疏鬆性骨折指標（Study of Osteoporosis Fracture Index，簡稱 SOF Index）進行衰弱篩檢，內容包括：

體重減輕

　　在非刻意減重狀況下，過去一年體重減少 3 公斤或 5% 以上。

下肢功能不足

　　無法在不用手支撐下，15 秒內從椅子上站起來 5 次。

精力降低

　　過去一周內，是否有 3 天以上，覺得提不起勁

來做事？

　　三項中若有兩項以上回答是，代表篩檢為陽性，建議轉介長照 2.0，接受預防及延緩失能照護計畫。

老人家的體適能

　　體適能，指的是身體組成（身體質量指數）、肌肉適能（包括肌力、肌耐力）、心肺適能（心肺功能）與柔軟度。特別是對年長者，維持良好的健康體適能，才能行動自如、預防受傷！對於老年人，平衡能力相對重要，銀髮族體適能除了身體組成、肌肉適能、心肺適能與柔軟度之外，平衡能力是重要項目。

　　那麼屬於銀髮族的健康促進，應該不只是偶爾辦個活動，大家來熱鬧一下，然後各自回家，能來參加活動的老人起碼在行動上都還能自如，那走不

出家門的老人，就完全沒有健康促進的方法或機會了嗎？長照 2.0 中談到，能不能早點預防或減緩老人進入失能，當然希望透過提前的一些介入，讓老人自己能做好健康管理，或是有意願出來做一些活動等等。

施至遠醫師認為：「事實上不論健康或是亞健康老人，是很大的一個族群，但因為資源有限，我們選擇投注在目前最需要的族群，也就是在社區裡面弱勢失能人口，尤其是未被列冊管理的。我們接觸過不少藏在社區黑暗角落處在這樣狀況的長輩，貧病交迫，要不是鄰里長或是鄰居們自動施援手相助，常常是求助無門的。」

市聯醫目前做的，是讓行之有年的「老人共餐」多些附加價值，例如讓疫苗注射搭在一起，讓這些來共餐的老人像種子部隊，回到社區分享，或向他們的親朋好友，轉達擴散這些服務訊息。長照即便

到 2.0 版依舊在變，臺北市身為首善之都，或者可以去嘗試一些跟中央不一樣的長照模式，做得更貼近民間。

施至遠主任頗有感慨：「很多民眾健康不好，說實在，每個人的健康自己要負最大責任。其實醫療或是照護，能夠影響民眾健康只占 10%，影響健康更多的可能是個人的社會背景，可能是因為老弱貧病、或生活壓力，或沒有機會去接觸到健康衛教，那健康促進又能從何談起呢？」

以銀髮族來說，要特別注意自己身體的柔軟度、平衡能力、肌力及心肺適能。就算不想出門，在家也可以一樣做運動，重點是先請教物理治療師，了解自己的體能狀態，通常物理治療師會幫忙量身設計老人家適齡適量的運動，然後要有持之以恆的耐心，做物理治療師交代的運動。

當體重太重、腰圍太粗（男性：≧ 90 公分，女

性：≧ 80 公分）、都是造成慢性病的危險因子。尤其是身體質量指數 BMI。

身體質量指數 BMI

體重 (公斤) / 身高 2（公尺 2），讀者朋友不會計算沒關係，網路搜尋 BMI，讓電腦幫忙算更快。

分　級	身體質量指數
體重過輕	BMI < 18.5
正常範圍	18.5 ≦ BMI < 24
過　　重	24 ≦ BMI < 27
輕度肥胖	27 ≦ BMI < 30
中度肥胖	30 ≦ BMI < 35
重度肥胖	BMI ≧ 35

柔軟度運動

與「拉筋」相關的動作，可伸展到感覺緊緊的，

但不會產生疼痛感。

平衡訓練

從坐、起身、單腳站、走直線等做起，使身體在突然被碰撞或絆倒時，如何應變才不至於摔跤受傷。

肌力訓練

從不增加身體太多負荷的運動量開始，比方扶著穩固家具的蹲、站動作，手指抓、握的肌群動作等，都是在訓練肌力的。

心肺適能（有氧運動）

例如原地抬高腿踏步、快走，做到讓自己有點喘、微微冒汗，但還可以與人對談，可是沒法唱歌的程度。

◎ 更多的銀髮族運動、動作，可參考：《物理治療師教你：中年後，亞健康人的正確運動》圖文書 / 大塊文化出版

健康識能

　　世界衛生組織在「健康促進辭典 (Health Promotion Glossary)」中定義：健康識能是一種認知和社會技巧，是個人為了促進和維持健康，進而在做健康相關決策時，所具備來獲取、理解、表達，及使用健康相關資訊的動機和能力。

　　一般民眾自我照護的能力，取決於他健康識能的高低程度，因為健康識能不僅止於生病時替自己

掛門診，更強調增進民眾對於「取得」和「有效使用醫療資訊」的能力，健康識能重視的是「賦能」的概念，具有高度健康識能的人，即能夠好好掌握自身的健康。

　　健康識能攸關大家的健康狀態與生活品質，因此如果每個人能對自己的健康負責，對於健康的衛教常識盡可能了解，落實自主健康管理，這就是「健康識能」。

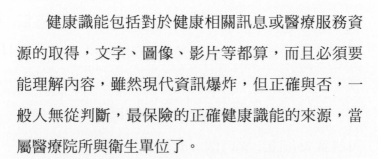

　　健康識能包括對於健康相關訊息或醫療服務資源的取得，文字、圖像、影片等都算，而且必須要能理解內容，雖然現代資訊爆炸，但正確與否，一般人無從判斷，最保險的正確健康識能的來源，當屬醫療院所與衛生單位了。

　　美國研究顯示，假如病人「健康識能」能有效

提升，可以撙節的醫療支出約一成左右，在臨床照護上，健康識能被認為是與醫病溝通、慢性疾病照護方面息息相關。所以提升了健康識能，無形中也激勵了醫護照護品質的升級。舉例來說：

健康識能不好的阿嬤……

給她的藥物就不能太複雜，譬如她來看診，一次開三種檢查，哪一天要來做超音波、哪一天要來做斷層掃描、哪一天要空腹抽血，她可能沒一會兒就搞亂了，對她來說已經太複雜了。再比方藥物的不同使用方式，有吸入式用藥、三餐飯前或飯後服用、或早晚服用、或外用藥膏一天擦幾次……太複雜了，老人家記不得，乾脆想到就用，或者就不用了。類似這樣對健康識能沒概念的民眾，在溝通上可能就要花多一點時間，或是盡量用圖示，比方早晚服用的在藥袋畫上太陽和月亮，就是要想辦法去

化繁為簡。

　　世界衛生組織（WHO）調查，民眾的健康識能普遍不足，尤以青少年、老人家、低學歷者最嚴重。通常健康識能較低，健康狀況較差，獲得低價值醫療機會也較高，像是過度到急診室就醫，或是接受不必要的檢查與手術，甚至會導致死亡率上升。

　　臺北市聯醫是鑑定合格的「健康促進醫院」，近幾年努力建立溝通文化，包括內外的溝通，提醒醫護人員，用淺顯易懂的白話文，取代醫學專有名詞。例如，「中風」可轉換成「腦部血管堵塞」；「糖尿病」則可用「血糖控制不好」來替代。

不識字的老阿公……

　　因為不識字，從清潔打掃工作做到做不動退下來的陳阿公，有年紀後飽受骨刺之苦，因為一直單身獨居，儘管腰痠背痛，阿公都勉強自己，從租來

的五樓加蓋處一步步緩緩「挪」下樓、「挪」出門，去大同健康中心復健，或久久去次診所或到藥房買止痛藥。

　　藥多了，阿公不識字，弄不清楚每袋藥正確的服藥時間，擔心自己會重複多吃藥吃到「變憨人」，要嘛就得過且過不吃，要嘛忍到很不舒服才吃，可是要吃的時候，又搞不清楚這袋藥該怎麼吃？

　　在個管師安排居家醫療介入後，不但解決了阿公看診的不方便，藥師貼心的幫阿公在每包藥袋上畫上代表白天的太陽、代表晚上的月亮；畫碗滿滿的米飯代表還沒吃飯的飯前，畫個空碗代表已經吃完飯的飯後，用圖像強化辨識用藥的時間，阿公因此就能安心、正確的服藥了。

　　健康識能平常在社區的衛教，多半是些健康講座的舉辦，那不是促進民眾健康識能的全部，市聯醫團隊希望包含醫院的藥袋或是各種流程、甚至是

醫病溝通上，多花一點時間去跟這樣的老年病人溝通，讓他們面對醫療或到安養機構，比較能做選擇，這些醫療團隊也是有責任的。

在民眾健康還可以的時候，日本或是國外會希望健康識能由社區自己去營造，或是去動員起來，有個專有名詞「賦能」(Empowerment)，意思是讓社區民眾能夠主動參與。因為社區經營要一段時間，蘭州國宅最早的據點成立至今不到兩年，要怎麼樣讓民眾能夠信任，慢慢有些志工願意進來幫忙落實長照的查訪等，都需要一些時間，可是很多藏在社區角落失能或貧困無依長者，已經奄奄一息了，我們能做的，便是先去找到他們、照顧他們。但當下最大的困境，是人手嚴重不足！

複雜需求的病人

譬如有位老人，是醫療端多重疾病、需要多重

藥物，照護端又有很多需求要搭配，當這兩項需求交纏在一起，就是一個複雜需求。

　　這些病人的狀況，可能就需從醫院端去做長照處理，醫療團隊應該是聚焦在這一塊，因為這是一般非醫療團隊做不起來，這不是叫一般長照機構的照服員就可做得到、做得好的；相較之下，一般的健康促進宣導，就不是目前醫院最核心、急於去關注的。

　　健康促進就醫療資源配置上，或是說健康促進到底有沒有效，其實還有很多爭議，每個人的生活型態不同，是不是我們介入，他就一定會聽、會去落實，真的很難講。醫學很強調實證，人生命周期的自然衰退，不是醫界有辦法透過健康促進能扭轉的。團隊在社區辦活動，能夠出來參加的民眾，本來就是健康識能不錯的，或是有錢有閒懂健康重要的人；不能出來的就不能出來，所以醫療單位會希

望，把核心放在最需要的族群。事實上關於健康促進，民間已有不少的基金會或社團在做，他們收費低廉，卻也對政府兼顧不到的地方，不無小補。

對失能老人最好的照護──維持行動力

曾到過安養中心的人，都感嘆老了一定不要住在安養中心，因為在那裡看到的是沒有尊嚴的照護。很多安養中心，為防止意外發生，把長者的手腳用布條綑綁，讓人覺得鼻酸。其實，他們可以得到更好的照護，只要大家願意改變。

堅叔強調：「要活就要動，對失能老人也一樣，他們也需要活動。」綑綁只會讓他們肌力喪失，最後連動都不能動。根據研究報告：老年人兩周不動，肌肉會下降四分之一。肌肉一旦萎縮，身體功能開始退化，嚴重影響生活品質。

日本從 1992 年開始推動「零尿布、零臥床、零

約束及復健運動」的老人照護概念，讓長者藉由活動表現，找回自我價值，而非在安養中心過著等吃、等睡、等死的「三等」生活。

很多失能長者還有行動能力，可自己走到廁所大、小便，家屬卻擔心長輩下床走路會跌倒，而替他包尿布，久而久之，老人就退化成完全無法下床走動。國外有越來越多研究發現，約束非但不能預防跌倒，更可能導致跌倒。

約束式的照護模式會讓老人生氣、沮喪、失去自尊。

「零約束」的照護模式，已是世界潮流，世界衛生組織也將身體約束視為虐待老人。

　　幾年前，雲林縣的同仁仁愛之家，引進日本「零約束、零臥床、零尿布」的照顧理念，真的讓長輩有機會重新站起來。「改變」需要大家一起努力，照護員的觀念要變，家屬也要變，這樣才能改變目前綑綁的照護方式。面對高齡社會，要讓失能老人活得有尊嚴，未來臺北市立聯合醫院亦將朝此照護理念，提供友善的環境，讓長者得到更好的照護品質。

死亡識能

　　究竟什麼是「死亡識能（Death Literacy）」呢？

　　死亡識能的概念，延伸自平時較為熟知的健康識能。死亡識能代表獲取、理解及使用「末期和瀕死照護相關資訊時的知識和能力」。死亡識能是一種執行的智慧，需要靠經驗的累積，可視為人們在陪伴及照顧瀕死者、學習生死議題的人生智慧，也是提升臨終照護能量的重要基礎。

《病人自主權利法》與死亡識能有密切關係，現在雖有法律支撐善終權，但如何獲得，有賴執行單位，光有法律卻無人執行也沒用。所以不僅民眾需提升死亡識能，醫療團隊更應理解醫療有其極限，從傳統醫療思維「積極有所為」，轉變到「有所不為」，尊重病人自主權，讓病人獲得尊嚴善終。

拒絕住院治療的阿公……

阿公 90 歲，重度失能、有高血壓、心臟病，與慢性疾病共病了 35 年。阿公隨著年齡心肺衰竭明顯，最近走路、上下樓都很喘，可是阿公拒絕住院治療，家屬不曉得應該怎麼辦？

里長通報了據點，居家醫療團隊去阿公家時，發現他其實心肺功能非常不好，已經到了生命末

期，尤其下肢又衰弱無力。醫師確診阿公到末期了，就直接召開家庭會議討論，阿公說：「我現在連去醫院看病都不肯了，千萬別在最後把我丟急診，讓人隨便舞、黑白弄！」

　　家屬看阿公很堅決，請團隊幫忙讓居家安寧進來，教導這家人如何坦然面對死亡，不到一個月，阿公如願在家往生。告別式時里長來參加，家屬很感謝里長的轉介讓居家安寧介入：「雖然是自己的阿公，人死在家裡，還是多少會怕的；還好他們團隊給我們做了心理建設。」因為多虧了里長的連結轉介個案，團隊順水推舟的說：「是里長的里民服務做得很好啦！」

　　死亡識能的概念，一般民眾很難及早辨識，安寧照顧介入太晚，家屬沒準備，傷心下慌亂難免。實際上很多家屬只要團隊有步驟的引導，他們都是可以接受的。所以在社區裡，團隊與個案家互信關

係的建立，很重要！

　　臺灣在 2000 年時就已通過《安寧緩和醫療條例》，末期病人可選擇不接受心肺復甦術或維生醫療；而新的《病人自主權利法》將於 2019 年 1 月 6 日上路，這也是亞洲第一部保障病人自主權利的專法。最重要的變革是「知情告知」，明定「必須告知本人」，病人未明示反對時，亦得告知其關係人，真正落實醫療自主。

　　在五種特定臨床條件下，包括末期病人、不可逆轉之昏迷狀況、永久植物人、極重度失智，以及其他痛苦難以忍受或無法治癒的疾病；病人可透過「預立醫療照護諮商」（ACP）過程，事先做出「預立醫療決定」（AD），來表達自己選擇拒絕「維持生命治療」及「人工營養及流體餵養」的意願。

　　「早年農業社會，婚喪喜慶是鄰里大團結時刻。」堅叔說：「尤其在鄉下，死亡過程，是互助關懷的議

題！習俗上，會將即將嚥氣的病人移至正廳，把門板拆下來，讓病人躺在上面，親朋好友紛紛問好道別，往生後鄰居大家一起幫忙，互動熱絡。曾幾何時往生變成禁忌，大家紛紛走避？」

慈悲關懷社區與死亡識能

2017年11月，英國學者艾倫・卡拉漢（Professor Allan Kellehear）受邀來臺，談「慈悲關懷社區與死亡識能」。他說：「不管是職場、學校或機關，當家裡有人過世，都是獨自悲傷，理想的慈悲關懷社區，除了生活照護，應加強在人無助時，給予心靈支持，簡單的陪伴、一句問候的量能，可以發揮很大作用，協助悲傷者重新走入社會。」

士林區的舊佳里，在2018年4月6日，成立全臺第一個慈悲關懷社區，在地的神農宮董事長、理監事及鄰長搶著當義工，加上市聯醫團隊、健康服

務中心、老人服務中心及周邊學校等，很自然形成
「公私協力」；藉「由下發起、由上支持」的模式，
把社區關懷延伸出去。但堅叔個人有強烈的感受，
目前要在社區推廣健康識能並不容易，也許從死亡
識能回推較為順利。一旦民眾了解善終的重要性，
若不想太快面臨死亡，平日就要加強健康促進的概
念。

　　市聯醫推動社區、居家醫療多年，當病人失
能、面臨死亡時，如何在照顧過程中，啟動與病人
或家屬關於死亡識能的討論，是醫療人員必學的課
題。醫療人員學會死亡識能，擁有專業判斷能力
後，還要懂得和病人及家屬溝通，最後才是執行技
術層面。待醫療團隊累積足夠經驗後，才有可能去
提升病人及家屬的死亡識能。

　　死亡識能跟健康識能有點像，是生命末期的病
人面對死亡，或是一個團隊面對他照顧的臨終病

人，有沒有應該具備基本的 DNR 知識（末期病人在臨終或無生命徵象時，不施予心肺復甦術）、與家屬溝通的能力？現在很多死亡，是被隔離在冰冷儀器環繞的加護病房裡，得不到尊嚴的善終。早年有病人要往生了，他可能被送回老家，親友鄰居都會來幫忙，大家都知道人生最後一段路是怎樣的過程。

可是現在臨終病人被隔離在加護病房內，一天可能有兩三次的探視機會，明明是即將往生，卻被當作「一種疾病」在「治療」、在按表操課處理，浪費醫療資源、剝奪能進加護病房就有機會被搶救回來病人的床位外，臨終病人也並沒得到善待與尊重。

堅叔在他的《生死謎藏》系列書中，由不同的

個案為例，希望病人或家屬，能不能早一點有機會了解到死亡識能，並具備這樣的應變能力，不要那麼懼怕接觸死亡，知道接下來的面對與安排，心會踏實多了。對病人或是家屬，或醫療團隊來說，在照顧病人時，能主動判斷他是不是潛在的末期病人，早點溝通，事後遺憾會少很多。

　　完整的失能者的照顧，應該包含生命末期照顧，而「死亡識能」分為四個面向，有知識、技能、經驗式學習，和社會行動。死亡識能的概念需要培養認知，不僅依靠傳統式的教育，且須依靠照顧經驗的累積，生活照護如居家服務團隊如何陪伴病人及家庭照顧者，並與醫療團隊合作，提供在宅末期照護。從生到死的照顧概念和經驗，是長期照顧體系中「養中無醫」，造成無法一條龍照顧的原因。

老人不會在家乖乖做運動

　　老實說在長照這部分，政府很努力，「預計」想做的非常多，重要是民眾要有健康知識，要有能力做好自己的健康管理，再次重申：自己的健康自己要負最大責任！

　　衛福部護理及健康照護司，在 2016 年 7 月，表示將「65 歲以上衰弱老人」納入長照，採取預防醫學的概念，希望對肌力減弱、自理能力下降等，有失能風險長者，提供包括醫療保健、肌力訓練的方式，延緩他們因惡化而致失能的時間。在臺灣的老人族群中，平均身有慢性病三項以上者，將近快一

半，慢性疾病越到後面，對於身體的副作用、併發症，就會越來越多；所以在健康變糟之前，個人該怎樣去做好健康管理變得非常重要。

現在衛生福利政策積極地在推「延緩失能」，希望在病人進到失能之前，有個階段叫作「衰弱」，這些衰弱的老人在還沒有到失能之前，可藉由一些資源幫助的整合，讓這些衰弱的老人「行有餘力」的來參與，讓他能夠把進到失能的時間變長。等到不得已真正失能的時候，長照這區塊再進去幫忙，才能把事情做得更好。

之前提過社區 C 級據點，有些延緩失能的活動在辦，鼓勵老人家去做些「one more two more」的運動，然後可以在社區裡面認識一些同齡朋友、厝邊鄰居，他就不會一直窩在家裡，願意出門到 C 據點走走、參加一些活動，可以動動腦，讓手眼協調，可以讓失能的退化程度受到延緩。通常，一般

老人家不會自己乖乖在家裡運動，都是去了社區據點，有伴，才會加減活動活動。

在人生的不同階段，從生到死的照顧，當然不可能交給一個制度就統包了，而當事人自己都不用去做些什麼！從年輕時就該做的個人自我健康管理，到老來的延緩失能，到迫不得已的接受長照，乃至於到面對死亡最後的安寧照顧，在不同的階段，會有不同的健康策略，在健康這件終身大事上，是無法兩手一攤，賴給醫療團隊、賴給任何人的。

每一個人都會老，老了之後，多多少少都有可能要去依賴一些照顧資源，粗估一個月台幣三萬是

「最低消費」，是基本的看護加上使用健保的醫療看診，若再加上一些耗材使用，比方紙尿布、一些特定的醫療器材、營養補給等，大概四五萬是跑不掉的。以臺灣最常看到的家庭外籍看護工來說，外勞對老人的照顧到底好不好各有評論，但是當外勞照顧沒辦法達到家屬或是病人的期待時，可能就需要額外的人力再進來，這些林林總總的日常開銷，長年累月下來，不可觀嗎？

　　長照是社福的一部分，有明定的資格限制，這些身分尷尬又的確需要被照顧的老人，堅叔希望透過社區據點，是否能找到一些社福的幫助，甚至一些 NGO 團體的挹注，這或許是個可以著墨或是突破的解決方法，不過需要付出滿多的心力，等於幫這些老人在他沒辦法負擔申請長照資源自付費用時，幫忙再找一些解決的方法。

介入生活、守護生命的
居家醫療

居家醫療的精神，來自真心的關懷，並非醫療團隊帶著電腦、儀器到病人家按表操課，例行檢查而已，而是真正做到關懷病人的日常生活。

老一輩醫生是去病人家裡看診，但現在醫療集中，又出現給付的第三者，在白色巨塔中，看「病」沒問題，照顧「人」卻有問題，居家醫療是面對醫療環境巨大改變下的一個轉機。而且當醫療團隊的關懷是出自人情溫暖的付出，甚至彌補弱勢長者的孤獨感、家庭關係的不足，老人家的回饋常令人感動到縈懷嘆息。

「曾經，我和團隊居家訪視一位九十多歲的老
先生，他因為家中子女不肖，憤而至深山中獨居，
我們很擔心他的健康安危，經過幾次與他的家人懇
談，終於說服老人下山，並讓子女輪流看顧。」堅
叔相信，人文關懷能改變冰冷的醫療文化。再說、
健保署之所以試辦居家醫療照護整合計畫，開放醫
師及醫療團隊到宅為民眾服務，便是希望使民眾能
安心在宅老化，讓病人在家中可擁天倫相伴、不孤
寂的醫療照護。

以病人與家屬為中心，把適當的醫療送到家
中，醫病之間能建立互信關係，有突發狀況時，不
一定要走醫療常規「插管、送加護病房」，家屬可先
電話諮詢醫師，用減少病人受苦的方式，走向生命
終點。不僅家屬能安心，醫療團隊也能有所成長，

所以説，居家醫療是讓現代醫療團隊重新反省決策的機會。

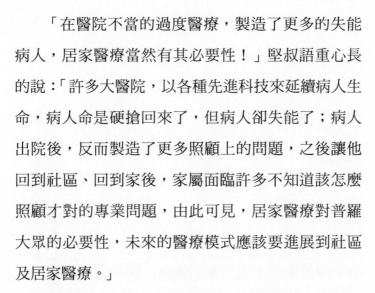

「在醫院不當的過度醫療，製造了更多的失能病人，居家醫療當然有其必要性！」堅叔語重心長的說：「許多大醫院，以各種先進科技來延續病人生命，病人命是硬搶回來了，但病人卻失能了；病人出院後，反而製造了更多照顧上的問題，之後讓他回到社區、回到家後，家屬面臨許多不知道該怎麼照顧才對的專業問題，由此可見，居家醫療對普羅大眾的必要性，未來的醫療模式應該要進展到社區及居家醫療。」

2016 年一月起，臺灣社會人口結構進入前所未有的狀態，65 歲以上的老人多於 40 歲以下的人口；高齡化社會接踵而來要面對的各種問題譬如死亡、

失能、生活依賴人數增加，扶養負擔也隨之增加。從國外經驗來看，醫療照護床位遠跟不上實際需求，因此健保署推出「整合型居家照護計畫」，最重要的是對於無法外出看病的弱勢，醫師能到家裡看病，在未來 7-10 年，臺灣馬上需要這種制度，讓弱勢者得到服務。

　　「我們要做的不只是看病！」正因如此，堅叔義不容辭的強調：「臺北市立聯合醫院，就該有帶頭的使命感：深入社區，推動從醫院到社區、到居家的全人照護。知道嗎？即便我們把醫療團隊帶到病人家，民眾還是會排斥，一群陌生人進門，家裡的人和環境被看得一清二楚，那種沒遮沒掩呈現的感覺，的確令人不安、甚至難堪，居家醫療的過程，如果沒了人與人之間的信任，病人的家門，也不是那麼好敲開的。」

　　居家醫療事實上沒什麼經濟利潤可圖，卻是實

現公平正義、創造生命價值的方式。醫院裡提供的是速食式醫療，看不到病人的確切需求，而在居家服務過程中，醫療團隊的眼界不會被四面是牆的診間所限制，在眾多問號與驚嘆號之間回到了醫者的初心。再者，居家醫療其實有一個好處，病人不會到處就醫，拿一大堆藥，又搞不清楚該怎麼吃才對，居家醫療團隊可以幫個案做藥物整合，無形當中，幫病人因減藥而減少引發的副作用，也減少了大量的藥物浪費。

「恁暫時先嘜來啦」的 82 歲阿麗嬤

先生過世後，糖尿病不輕、走路也不太方便的阿麗嬤就獨居在公寓四樓，不願隨兒子搬去三重住。年底透過獨居服務案家的轉介，在里長陪同下個管師登門訪談，當場阿麗嬤也相談甚歡，表示很高興有人會來關心她、幫忙她。但個管師才回到據

點就接到電話，阿麗嬤說：「恁暫時先嘜來啦，我要
再想一想。」

　　個管師每次電話約訪，阿嬤總有推託理由，究
竟她在顧慮什麼？個管師旁敲側擊的問阿嬤的老厝
邊，鄰居說：「其實阿麗嬤原本也很羨慕社區裡被妳
們照顧的老人，可是她又擔心妳們一來，現有的送
餐服務會被取消，她現在哪有辦法三不五時還自己
去買菜去做飯，呷飯皇帝大，想想還是不要比較保
險。」

　　於是個管師找了阿嬤熟識的日照中心送餐員，
一起去「釋疑」，送餐員告訴阿麗阿嬤：「放心啦，
隔壁棟的阿東仔伯，飯也是我在送，他一樣接受居
家醫療的照顧啊，最近身體有變比較好，可以從輪
椅上站起來，走幾步，脾氣也有跟著變好喔！」

　　「正港醫生會來厝內看病喔？還是實習醫生隨
便來看看？」阿麗嬤不好意思的環視四周問：「不

過，厝內我攏沒力整理，又亂又細間，恁一擺一陣人來，連坐的地方都不夠，恁不會棄嫌喔？」

在送餐員掛保證下，阿麗孃帶著勉強同意先試看看好了，個管師安排她參加視力行動車的檢查，阿麗孃還認真的把握機會，探聽被居家醫療服務的老人們感想。總算，醫療團隊的關懷，不斷釋出的善意，讓阿麗孃敞開心房信任團隊，醫師不但親自教她胰島素的注射，並檢視阿孃用藥習慣對不對，社區藥局也幫忙確認針頭回收的安全性做得好不好……阿麗孃現在還會主動提醒個管師：「過兩天要記得來阮厝看我喔！」

通常醫療團隊到病人家中，會先與病人或家屬開會，討論出最適合的居家治療方式。只要病人決定要用這樣的方式接受照顧，除非因應病況所需，醫療團隊不會再隨便更動，這樣也比較能建立雙方彼此間的信任感。

「家醫科不像其他專科化的科別，基本的醫學知識面向是很廣泛的，尤其深入社區後會發現，社區是家醫科醫師很能發揮所長的地方。看到的老人每個人都不一樣，每個人的健康問題幾乎橫跨內外各科，各式各樣都有，所以會需要有位家庭醫師來幫忙統整。這是身為家醫科醫師走入社區，很有發揮空間的地方。」黃喬煜醫師說。

「居家醫療有些醫院也在推，當然各家醫院推動的腳步不一樣，居家護理跟居家醫療的整合，大部分醫院以往就有這樣的模式，只是其他醫院很多是只做單純的護理的措施，沒有加入醫療或是團隊去參與。畢竟這種政策性的宣導很難讓每一個市民都知道，所以比較大的癥結點是大部分民眾不知道可以受到這樣的服務。」

重建生活圈的 91 歲阿芬嬤

　　阿芬嬤，中年喪偶，獨力扶養四女一男，但二女兒因病早夭，其餘三個女兒，有嫁到外縣市的，還有嫁到澎湖的，獨子沒離婚前，七十多歲的阿芬嬤等同獨居老人。

　　十年前的一次中風，兒子俊仔請了外傭來幫忙照顧，但阿芬嬤越來越沉默，只有小孫女來看她時，才難得高興起來。外傭偷偷告訴俊仔：「妹妹回去，阿嬤都有哭兩天，一直問，妹妹來，還幾天？」

　　六十多歲的俊仔個頭不高人又瘦，每次從老公寓三樓揹阿芬嬤下來就醫，也越來越力不從心，幾次差點滑了腳，把一旁幫扶的外傭嚇得直拍胸脯，阿芬嬤難過又不捨：「醫生，咱嘜擱看啊，揹我足危險，萬一害汝跋倒。」阿芬嬤淚水滴在俊仔脖子上，俊仔儘管心酸，嘴上只能逞強硬拗：「汝是阮母捏，

汝看我是哇老啊？」

　　中風十年來，阿芬嬤左側肢體肌力、關節活動度越來越差，整個人非常衰弱，再也沒有辦法自行移動。俊仔和太太離婚後，帶著上小一的女兒回家和阿芬嬤同住，阿芬嬤躺在床上，憂心忡忡流著老淚、握著小孫女的手：「甘是阿嬤拖累恁……」

　　俊仔下班碰到老里長，談起阿芬嬤，老里長說：「汝嘛有歲啊，看汝揹老母，我嘛足緊張，我來幫汝問看嘜，咱來申請居家醫療，這有健保就可以申請的。」

　　市聯醫團隊發現阿芬嬤行動不便，在看到老人家的第二天，居家醫療就進去了，效率讓俊仔感動到一直向團隊鞠躬、一直對老里長敬禮：「終於不用為揹阿母上下樓，提心吊膽、腰痠背痛了。」

　　阿芬嬤中風，關節僵硬變形，神經科醫師之外，加入了心臟科、復健科，因為家中的藥一堆，

多到不知道到底該吃哪幾種？醫師一去，便先整合所有藥物，以免阿芬嬤重複用藥。阿芬嬤肢體無力、關節攣縮，來了居家的物理治療師，教導外傭如何幫阿嬤做些復健，因為關節越僵硬外傭會越難照顧，阿嬤的功能就會越來越差。

阿嬤瘦到剩三十幾公斤，居家醫療團隊加入營養師，指導俊仔怎麼樣可以讓阿芬嬤有比較好的蛋白質攝取。阿嬤已經生病這麼久了，延緩她的失能是需要透過講話、動腦筋的互動，手眼的協調，所以又找了志工陪伴。配置齊全的團隊進去後，阿芬嬤開始規律服藥，外傭也懂該如何協助治療。

一段時間過後，阿芬嬤可以離開臥床到飯桌用餐，志工進去陪伴聊聊，發現阿嬤願意與人互動，開始會笑，話也變得比較多，志工鼓勵阿芬嬤唱歌，在家玩桌遊，手藝不錯的志工幫阿嬤修剪頭髮、指甲。阿芬嬤看著鏡中的自己好害羞：「那ㄟ這

水！」團隊和俊仔悄悄規畫要給阿芬嬤一個驚喜，帶她去里長那邊共餐。阿芬嬤在共餐現場好開心，多少年沒見過面的老鄰居說她「老好命」了，有這麼多貴人從天而降。

　　一個困坐愁城、總在自責拖累的老阿嬤，因為居家醫療團隊的介入，漸漸能夠重新走出來。延緩失能，有時候就會是這樣子，好像也沒看到做了些什麼，可是實際上會讓老人家重回他原本的生活圈，我們叫作「重建生活圈」。重建他過去熟悉的生活，不僅是在家裡，還有親朋，或者是社區鄰居，重回到這樣的生活圈，阿芬嬤說：「我若呷百二，攏是憑大家的福氣，足感恩ㄟ！」

　　「在不知道有居家醫療的狀況下，市民不會想到有需要可以聯絡市立聯合醫院，這也是市聯醫團隊持續在思考的改進。因此市聯醫團隊特別選定各行政區的某些社區作據點，變成由我們主動來告知

民眾有居家醫療的服務。」瑞萱主任說：「其實不論是長照的服務、居家醫療的服務，如何讓更多有需要的民眾知道，是需要突破之處。市聯醫團隊在照顧服務過程中發現，大部分會知道這些服務的民眾，要嘛是別家醫院轉介過來的，要嘛病人本來就是我們自己醫院在照顧的，因為我們會主動提供資訊給他。」

整合照護

居家醫療，事實上就是針對一些就醫比較不方便的長輩或是一些可能身心障礙的人，他們在過往的就醫模式上比較辛苦，可能得透過復康巴士千辛萬苦到醫院，或是說可能就變成透過家屬幫忙代領藥。政府規定在醫師專業判斷且可以掌握病情下，例如：行動不便的出院患者，或是中風、失能、失智或嚴重精神疾病等無法獨立到醫院，是可以由家

屬代領藥的。

　　所以大多家屬為怕麻煩，去趟醫院等這等那太浪費時間了，覺得就近在藥房拿藥就行。在醫師看不到患者情形下，無法了解真實情況，也無從得知家人照顧時可能疏忽的細節，更可能因此忽略病人現況有變、總是不妥。臺北市聯醫團隊努力在推動的居家醫療，等於是直接把一個醫療診間，移到個案家裡，由一個團隊，搭配著醫師、護理師，或加入藥師、治療師等，連人帶一些基本醫療配備，一起進入個案家。這就是所謂的「居家醫療整合照顧」；是很全力在推行居家醫療的，臺北市立聯合醫院的幾個院區，可算是具有代表性的醫院。

　　對不方便就醫的民眾，不論是因身體有重大疾病，生活上離不開一些管路，包括鼻胃管、尿管、

氣切管等，定期需要一些醫療護理幫忙替換，或是走到生命末期病人的身心照顧，是居家醫療的基本對象。而這些居家醫療，除了到家裡來的醫療團隊來回交通費外，其他的診療費、醫藥、管路等費用，是健保有給付的。

一般的民眾假設沒有特殊身分、沒有殘障手冊、沒有重大傷病卡的話，以臺北市立聯合醫院來講，看病會有自負額，但如果領有殘障手冊者就再減免 50 元，重大傷病卡減免部分負擔，所以單純就醫藥費部分是不多的。

至於民眾主要要負擔的交通費，如果是一般戶，支出的就是從醫院出發，醫療人員搭乘計程車往返的費用，如果說是中低收入戶或是低收入戶，我們會幫忙另外找一些資源補助交通費的部分。其

實算起來醫療診療費用自負額甚至比一次單純的門診還便宜。

　　就一些行動不便就醫的民眾，之前他們只能透過家屬代領藥，至於關係用藥調整的病情的變化，家屬很難明確的表達清楚。現在由醫生直接到個案家，在還沒推行整合照顧之前的居家護理制度，是由單一位護理師每個月定期去個案家更換管路，如果個案有些用藥或是醫療的需求，個案還是得克服行動不便的種種困難到醫院去。

　　既然醫療的護理都已經進到個案家去更換管路了，市聯醫團隊乾脆就直接把醫療團隊帶到個案家，讓醫師加護理師形成最小的基準團隊，護理師執行更換管路等的護理處置，醫師也當場看診評估病人狀況，用隨身帶的筆電、印表機，直接開處方箋，個案家人就可帶著藥單去附近藥局領藥。

申請資格

黃喬煜醫師解釋：「以仁愛院區來說，並不一定要在仁愛看過病，唯一的限制要求，就是民眾是符合『不方便就醫』的評估，如果一般民眾希望幫家中符合資格的病人申請，醫院是最主要的申請管道。我會建議他可以電話聯繫服務櫃檯，都有一些相關的申請方式，也可以直接到家庭醫學科找我們，或者家屬或病人本人到家醫科直接掛號，我們了解病人的病況之後，才知道他需要怎麼樣的服務，由門診這邊安排也是可以。」

在仁愛院區的 5 樓也有一個居家護理所，也是主責提供一些管路的更換，或是一些居家安寧部分的服務。滿多一些其他的醫療院所，希望仁愛院區幫忙轉介居家醫療，一般會請居家護理中心幫忙。

整合性的居家醫療照顧，突破點在於
融入家庭醫師的概念

個案之前可能在醫院裡看了三四個不同科，一天得吃十幾顆藥，藥物之間是否因重複用藥而有過量等副作用問題，藉著居家醫療之便，直接由醫師幫他整合用藥，事實證明適度的用藥整合，不但讓病人因為少吃了重複藥物反而得到一些改善，也撙節了醫療資源的成本。整合性的居家醫療照顧，相較於以往的醫療算很大的突破，融合了家庭醫師概念在裡面。

對失能病人來說，不用費盡千辛萬苦去醫院，不用跑很多次醫院，不用片段式的接受家人幫忙拿藥，有護理師來家裡幫忙換管路，變成一個包裹性

的團隊到家裡看診。有時居家醫療團隊醫師搭配著護理師，有時是營養師或藥師到個案家評估他最新的狀況，居家醫療的整合照護計畫，衛福部其實都有在推行。

　　臺北市立聯合醫院全力在執行這個計畫，滿多就醫不便的長輩，或是以前有居家護理需求的個案，都在接受這方面的服務。黃喬煜醫師說：「在參與居家醫療的出診過程，個案和家屬們的反應，都覺得『足感心』！第一減少他們在醫院往返間行動的相當不容易，第二個是在臨時發生緊急狀況，能與醫院透過這樣的整合照護管道，隨時聯繫到護理師或醫師到家，隨時幫他們提供看診的機會，讓他們很安心。」

　　現在政府在推動長照 2.0，跟原本長照版本相

比，擴大了服務範圍，也增加了很多服務。之前推長照上有遇到一個比較大的困難點，民眾反映他們不太知道要到哪裡去找尋到這些資源，或是怎麼知道自己是不是符合資源門檻？或是他們需要哪些資源的協助。臺北市聯醫團隊透過社區據點的方式，在臺北市的各個行政區設立指標性的據點，再透過個管師搭配醫療團隊和醫院做結合。

終於可以下床恢復活動的 79 歲顧阿嬤

年輕時，她在蘭州市場從事魚貨的工作，在市場全盛時期買下附近一棟公寓的四樓安身。當年家境算是不錯，顧阿嬤先生為人四海、非常好客，常作東招待朋友吃吃喝喝，緊接著酗酒、嗜賭也成為了他的嗜好。顧阿嬤只要開口勸，便換來惡毒的叫罵，甚至一陣波及兒女的拳打腳踢家暴。嗜賭敗掉家產、也敗掉了顧阿嬤先生的健康，98 年，顧阿嬤

先生中風後語言有表達障礙及半側偏癱。

鄰居為顧阿嬤打抱不平說她先生是：「報應、活該！」顧阿嬤卻認命的嘆口氣：「總算擺脫又罵又打的日子了。」孩子們早在地下錢莊上門討債時，各自離家去做工，面對失能的父親，兒女冷默以對、躲得遠遠的。沒幾年，操勞養家的顧阿嬤開始出現下肢無力、平衡感越來越差，市場的零工無法再做，健康急速下滑。經過鄰長的通報，個管師來探望顧阿嬤，面對生活的窘迫、無能為力，讓顧阿嬤哭到說不出話來。

在個管師幫忙下，送餐解決了吃的問題，而對就醫，即使有健保，顧阿嬤卻很擔心不知道又要多花多少錢？她總惦念著：「囝兒細小賺的攏是辛苦錢，日子也不好過……」

寒冷的一月天，顧阿嬤深夜跌倒，掙扎中給在蘆洲的女兒打了電話，女兒趕來時，顧阿嬤暈眩到

起不了身，119 把顧阿嬤送進了急診。出院後，原本尚可使用助行器活動的顧阿嬤，個管師探訪時她僅能臥床等人協助；在個管師申請下，整合了居家醫療、居家服務、居家職能三項來照顧顧阿嬤。

從協助洗漱、如何起身、坐穩、生命力堅強的顧阿嬤努力復健，職能治療師教肢體僵硬的顧阿嬤，如何利用現有工具拍打，促進血循，基本的抬臀運動每天要做 10 次、每次要撐 10 秒，顧阿嬤的用功程度讓人感動。復健師幫她調整了助行器高度，顧阿嬤終於可以下床恢復活動了，當她在個管師陪伴下，走出門散步到社區的大龍公園，顧阿嬤眼裡有閃閃的淚光。

當個管師發掘社區中有需求的長照個案，若有家屬同住的，會跟個案和家屬溝通，了解他們的需求，再把該個案的需求快速傳到臺北市的長照中心進行評估，看能提供哪些資源；等於有個管師到家

裡，可以直接幫個案打點好一切。

目前市聯醫的個管師都滿資深的，有一些醫療臨床和社工經驗，除了幫忙整合長照資源外，也整合其他衛政和民政的資源，個管師等於是資源匯集和統合者。之前也在社區辦過頭髮義剪或是講座課程，甚至跟一些 NGO 的團體做結合，提供一些捐獻。如此一來個案不只得到長照的服務，同時也得到包括社政、民政、衛政和各類型的資源。

黃喬煜醫師表示在社區據點，發現不少個案反映要他們自己搞懂長照 2.0 的申請，真的很困難，尤其長照 2.0 新法的個管師人員嚴重不足，其他工作人員對繁瑣的申請與費用計算，也未必回答得出民眾想要的答案。整個長照 2.0 現在還在推廣階段，難免還是會有個案沒有接受到服務。

以臺北市長照服務的涵蓋率來看，雖有逐月上升：

- 2017 年 5 月長照服務，涵蓋率為 23.87%。
- 2018 年 1 月長照服務，涵蓋率為 31.2%。
- 2018 年 5 月長照服務，涵蓋率為 33.7。
- 2018 年 7 月長照服務，涵蓋率為 35.1%。

但長照服務，仍需再開發。

第四章
完整長照的
階段性任務

- 長期「照護」或長期「照顧」
- 將醫療能量下放到社區，
  病人才會擁有更人性化的照顧
- 安寧，民眾不是不知道，而是不敢談，
  不知該怎麼談

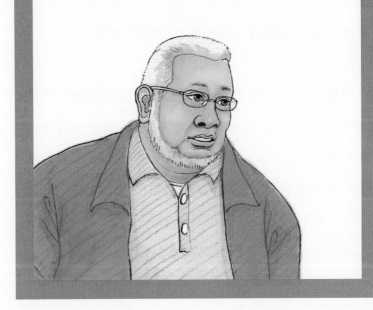

長期「照護」或長期「照顧」

　　長期照護，應該是當作類似「醫養結合」中「安養」的部分，包括病人的一些生活起居方面的照顧，家庭經濟問題提報……是屬於照顧的範圍。

　　施至遠主任解釋：「長期照護，根據國外學者的定義，其實裡面本來就包含了醫療、社會支持與個人照顧，以人為中心來考量，本來就應該是一起協作的，因為照護一個人不可能切割來、切割去。可是現在國內的長照，較偏向照顧的意味，需要長期照顧的民眾，絕大多數應該都需要醫療的介入，而且剛好醫療與長期照顧在錢的來源上，又分別屬於

全民健保跟長照保險，就需要有個模式，把這兩個不同的給付機制給圈在一起，所以才會衍生出『石頭湯』的模式。」

石頭湯

臺北市社會局在社區整體照護模式的據點，之所以取名「石頭湯」，意在「集合資源、大家共享」。

《石頭湯》是歐洲很有名的民間故事，話說三個疲憊不堪的士兵，進入一個殘破的村莊，但因戰亂大家都民不聊生，沒人願意資助三個又餓又累的士兵，分他們一點食物或讓他們借宿一夜。百般無奈下的士兵，請村民借口大空鍋子給他們煮石頭湯，用石頭煮湯來止飢？這讓村民們覺得太不可思議了。

當石頭湯煮沸了，士兵喃喃自語：「煮湯，若能加點鹽和胡椒，多美味啊！」其他兩位士兵猛點頭；想想有道理的村民，跑回家拿來鹽巴和胡椒給士兵。

士兵們相視一眼：「如果能再有點蔬菜放進湯裡，就是人間美味了。」

一個小孩拉著媽媽說：「給他們一條紅蘿蔔吧，我們家應該可以的。」

一位老奶奶說：「若加點洋蔥，味道會更好。」

村民們七嘴八舌的討論著讓湯變更好喝的食材，開始有人拔腿回家去拿各種食物放入湯中，香氣四溢的石頭湯煮好了，三個士兵招呼村民們一起分享。

「原來用石頭也可以煮出這麼好喝的湯啊！」

「是啊，活到這把年紀，從來沒喝過這麼美味的湯。」

「謝謝你們，教我們做大家都能一起吃、一起分享的好吃食物，我們好久都沒吃得這樣滿足、這樣快樂過了。」

醫療在長照中的定位

長期照顧體系人員多為居家服務單位，對於連結

醫療資源不熟悉，或者不會主動評估其需求，形成很
多長期照顧個案僅接受生活照顧而沒有醫療照顧。

◎醫養分家的不利，由下圖可見越到生命後期，在
　生活照顧方面，醫療的比重越來越重。

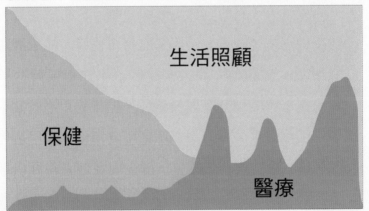

長照　→　日間照護　居家照護　養護機構

健康老人　亞健康老人　輕度　中度　重度（失能、失智）死亡

生活照顧

保健

醫療

健康老人　亞健康老人　輕度　中度　重度（失能、失智）死亡

醫療　→　緊急醫療　門診　住院　亞急性醫療　急診　住院　加護病房重度

居家醫療團隊曾在社區中，發現一位使用居家服務快三年的失能獨居陳阿嬤，經鄰居轉介說陳阿嬤常常頭暈不舒服而請團隊協助。接觸後發現阿嬤的糖尿病，五年都自行施打胰島素，居家醫療醫師做第一次收案評估時，請阿嬤示範施打胰島素方式，竟然技術錯誤、連劑量也錯誤，冰箱中更發現很多剩下未施打完的胰島素。

然而居家服務單位，照顧阿嬤三年卻沒能發現並提供需求，最重要是居家服務單位沒有醫療團隊為後盾，當發現有病人需求時，不知道要轉介給誰，甚至可能轉介了醫療單位，結果是「不收案」等等困境發生。現行長期照顧服務單位，多以舊有服務模式自行運作或經營，鮮少與在地服務 B 級單位互動或聯繫，形成各自為政、各自進入個案家服務，產生醫療與養護照顧分裂問題。

「醫、養」分家
弱勢老人的長照需求如何被滿足

　　長照 2.0 未能做到醫養同步的整合,「醫歸醫、養歸養」,縱使有居家服務、喘息服務、居家復健、復康巴士接送等的項目,若沒人幫忙牽線,民眾根本不曉得怎麼申請。尤其請不起外籍看護、也送不了機構的家庭,社經地位較差,住在沒電梯的公寓,就醫常需出動三代,爺爺靠孫子揹下樓,兒子至少請半天假陪同,反覆幾次,索性就不看病了。如果沒有良善制度協助,這些弱勢老人的長照需求如何被滿足?

　　醫養分裂的問題,是現行社區弱勢失能者,缺乏社區醫養結合一個很重要的因素,唯有長照體系與在地醫療資源形成服務網絡合作,是當務之急、需被重視與解決。照顧弱勢者有幾項前提,必須尊

重他的自主性、被需要性、理解他們，讓他們感受到關懷。如果做不到，縱使生活在殘喘中，他們寧要維持尊嚴也不願意被照顧。

「我常提醒個管師們，要把資源送到失能者、弱勢者手上，必須放下身段、忍受挫折。」堅叔說：「即便因主動拜訪常被拒絕，我們還是要花時間，在最需要幫忙的人身上，反覆拜訪，才有機會打開他們的家門、走進他們的心裡，給他們真正渴望的幫忙。」

家醫科或是醫界，也希望醫療在長照中的定位更為明確，但社政的管理單位或學者，就很擔心醫療去干涉到長照，或是過度醫療化，雖然在長照中，目前醫療部分是靠健保支付，而長照的經費來源，包括菸品健康捐、遺產稅、贈與稅、房地合一稅，所以兩個給付來源本來就從不同制度過來。我們聽到接受長照的民眾反映：「基本上希望能有醫師

介入幫照顧或諮商，終究醫療有他的專業在。」

　　這樣當然是最理想，但是──」施至遠主任說：「其實不只是長照，一般人生病時，真的建議，最好都有熟悉自己病史的家庭醫師；只是有長照需求者相形下更需要。希望民眾要有這個觀念，若僅是靠自主判斷，遊走在不同的醫療院所或科別中，其實就醫品質，反而可能沒辦法很好。」

　　在老年化的社會中，建立好的長期照護體系是重要的問題，美國有位老人醫學的教授曾講過：「美國最好的長照制度是女兒。」他的意思是：「即使在美國，家裡有失能老人時，不少還是由女兒擔當照護者。」真讓聽者無限感慨……但這位教授也說：「為了不能這樣害到自己的女兒，所以我們必須把居家醫療長照體系建置好。」

潛藏的弱勢老人

可是聯醫團隊發現，有沒被列冊、又真的需要幫助的人，反倒是一般戶，也許年輕力壯時他是能自給自足甚至小有優渥生活的中產階級，但老來趕上了「消失中的中產階級」潮流，大環境的不景氣、疾病纏身、或者子女他鄉奮鬥，他們成為潛藏的弱勢老人。

2.0 前的長照是「計時」，現在是以「使用項目計次」來收費，有位獨居退了休的老阿伯租屋在公寓 3 樓，他右邊手腳肢體乏力，第一他要自行備餐就不容易，居家整理清掃更不容易，這位老阿伯才剛中風治療後出院，他的復健黃金期是很重要的！從出院準備會議中，便安排居家服務員去幫忙，當時是每天去老阿伯家，有時一天去兩次為他備午晚餐，或者是他中午便當沒吃完，晚上就幫他放電鍋裡蒸、順便整理清潔家裡。

接著居家復健師也過去，教老阿伯自己可以在

家怎麼做運動維持復健的效果，對復健這件事，阿伯非常的主動認真。因為獨居慣了，阿伯一直跟居服員說：「我可以料理事情了，你們不要再來了。」可是團隊評估後仍擔心他會因行動失衡而再次跌倒，就安排志工先陪他練下樓、上樓，在附近走走，或陪阿伯到賣場買生活用品。

　　傍晚，在公園散步時，志工勸阿伯：「你現在行動還不方便，別事事樣樣都急著自己來。」阿伯沉默一會，嘆了口氣：「我老了，攢的那點錢，沒辦法能請人幫這幫那，每一項都要一直、一直付錢……」

將醫療能量下放到社區
病人才會擁有更人性化的照顧

　　完整的醫療分級應該至少分為基層診所、地區醫院和教學醫院三個等級，數量最多的基層診所，負責民眾日常的基本照護，教學醫院處理疑難雜症，居中的社區醫院則該負責銜接兩端的缺口。

　　「因為健保並沒訂下不同的看病門檻，使得罹患小病的民眾也往教學醫院跑，教學醫院內的急診室更像市場一樣，亂哄哄忙得不可開交，讓三級分級醫療面臨崩解，病人應得的醫療服務品質也大打折扣。」堅叔掩飾不了憂心：「我上任後即推動回到以病人為中心的『急診分流』，讓臺大醫院急診室內

候床的病人可以轉診到市立聯醫院區，接受照顧。」

「有意思的是，這些原本待在臺大醫院急診室等候病床的病人或家屬，被勸說轉院時都頗感猶豫不安，是聯醫團隊保證若不滿意聯醫的照顧，可以隨時轉回臺大醫院。幾年下來，卻沒有任何個案要求轉回臺大醫院去。畢竟從環境的舒適度、受關注的程度、醫護人員與病人的照顧比例等面向來比較，在市聯醫比待在臺大急診室，病人和家屬都覺得有尊嚴多了。」

到 2018 年 7 月止，一共有 1535 名臺大醫院急診病人直接入住北市聯醫病房，其中臺北市、新北市市民占 95%，轉診滿意度達 90%，醫療整體滿意度達 87%。更重要的是這些病人出院後，回北市聯醫就診的比率高達 82%

高效能社區照護模式

2016 年，臺北市開始試辦社區整合照顧計畫，以市聯醫既有的居家醫療為基礎，個案管理師為單一窗口，接受里長、健康服務中心、老人服務中心及社區端，轉介來有待服務照顧的失能長者，個管師到個案家依個別需求，進行評估擬定照顧計畫；個管師主要的任務，是結合社政、衛政、民政及民間單位，提供個案可以得到就近、即時的多元長照服務。

社區整合照顧模式，出發點在基於病人的「自主權」及「善終權」，能有完整的從生到死的「全人照顧」，讓長照能更趨圓滿、完善。而高效能照護模式的概念，是因為團隊到社區去，實際上能接觸到的個案大概只有 5% 而已，能夠幫忙的很有限，那其他高達 95% 的民眾呢？所以怎麼樣讓社區的居民

能動起來，能夠互助、彼此幫忙這些個案及家屬？當團隊無法無時無刻守候，那社區鄰居可不可以幫忙？或是密集林立的便利商店可不可以幫一點忙？這就是所謂的「高效能」的開始。

高效能社區模式若能成型，是可以減輕家屬的負荷。堅叔主張的是：

組成居家照顧專業人員的團隊進到社區，因為社區有一些失能的老人本身出入就醫有困難，只能窩居在家，有很多的長照資訊他是得不到的，當然也就無從申請起。

現行的長照，是要民眾自己或家屬，或有人發現待援老人，去寫轉介單給照專，照專才會到個案家，那是被動的去連結長照資源。特別是獨居、非列冊的新貧老人，或身障卻沒列冊老人，他們很難

去接觸到或完整了解到長照資源，遑論主動去申請長照。

　　要怎麼樣主動找出這些人？讓他們願意接受社區團隊的幫助，這才是整個社區整合照顧計畫的精神。包括支持這些家庭中已身心俱疲的照顧者，這是跟現行長照 2.0 的「被動性」不一樣的。

誰？是你的家庭醫師

　　「大家如果可以，請幫自己找位家庭醫師。」黃喬煜醫師說：「尤其是老人家，因為長照或是醫療資源，大部分的家庭醫師都還算了解，知道要怎麼樣幫忙找資源。現在大家生病習慣直接自己去醫院看診，比較少有一個醫療專業人員能幫你做一個健康的把關，我會建議不管你在臺北市或是在其他縣

市，可以找一個自己熟識，不管是不是家庭醫學科的醫師，其實很多在地方執業的內科、小兒科、外科⋯⋯醫師，他常幫你看診，對你的健康有一定程度的了解，也可以認定他就是你的家庭醫師。如果身體有什麼狀況，都可以去問問他，聽聽他的意見。」

衛生所

大家總覺得「大醫院最好」，有不舒服就習慣去擠大醫院，黃喬煜醫師之前也有去過衛生所看診，覺得分布在縣市鄉鎮基層衛生所的醫師、護理師等，除了看診外，也都很認真在推廣衛教或相關政策，只是民眾或許都不太知道，所以忽略掉了。

基層的醫護人員也會做一些預防篩檢、健康促進的活動，可是對民眾來講，要看病絕對不會想到去衛生所，不會想到醫療資源去衛生所也是可以獲

得的，事實上包括長照的資源，去問衛生所，裡面
的任何一個工作人員都會非常了解，告訴你要怎麼
樣找資源。

　　除了臺北市的各行政區衛生所，改制成「健康
服務中心」外，全國縣市幾乎每一個行政區就會有
一家衛生所，只要知道衛生所的電話，一些長照相
關的需求，都可以先打電話去詢問，工作人員不但
可以告訴你很多的資訊，甚至可直接來衛生所諮
商、打預防針、看病……

　　民眾往往忽略掉基層的衛生所，雖然單位很
小，沒辦法像大醫院有很多很好的設備、儀器，可
是衛生所對於政策，是瞭若指掌的，衛福部最第一

手的政策資訊，都會交到衛生所。如果民眾可以透過家庭醫師的幫助，再搭配一些衛生所給的長照相關的資訊，大家對很多衛教、社會醫療福利政策，就會比較清楚了。

社區醫療群

社區醫療群的建立，是透過醫療體系（醫）院、（診）所，分工合作長照的銜接。一樣是從失能病人準備出院開始，讓居家醫療及長照無縫接軌，不但增進後續照護服務銜接效能，也能延伸照護連續性，主動追蹤個案後續照護的情形。

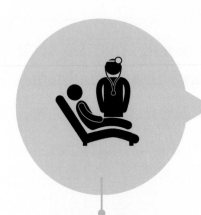

評估病人若有出院
準備服務需求，由
醫院端訂定計畫

開討論會，由病人
及家屬與後續接手
照護團隊共同訂定

　　黃喬煜醫師表示，之前在接觸一些社區民眾
時，遇到的問題是：

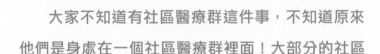

　　大家不知道有社區醫療群這件事，不知道原來
他們是身處在一個社區醫療群裡面！大部分的社區

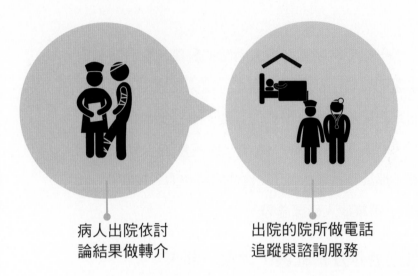

病人出院依討
論結果做轉介

出院的院所做電話
追蹤與諮詢服務

醫療群都會跟大型醫院合作，例如像臺大醫院或臺
北市立聯合醫院，都會跟一些社區醫療群的醫師合
作，等於是民眾到診所看診，如果真的有需求，診
所醫師會透過轉診方式幫忙。

　　一位平常家人習慣去看診的醫師，你覺得他有家醫的特質，他也相對願意付出，就會成為你很好的家庭醫師，有些醫療的問題，有些照護的問題，都可以隨時請教他，往往一些在地方上執業的醫師，都具有這樣的特質；他們的親和力，和願意「傾聽」，都讓病人備感溫馨。

營造老年友善社區，大家一起來

　　現在的社區，動輒近百戶、數百戶，甚至上千戶都有，如果同一社區的住戶中，大家能有共識，一起營造頤養天年的好環境；那大家會發現住戶齊心合力所做的，會比政府太多的鞭長莫及強很多！

　　以志工服務來說，里長等於是社區的「志工頭」，里長發掘個案，長照團隊評估後接手。不過里長終究諸事繁忙，其實社區中熱心公益的人不少，尤其是身體還很硬朗的退休朋友們，老人和老人之

間，更容易有話聊、能建立友誼。市聯醫也在努力推廣關懷社區的概念，希望推動不只是單純由醫療方主導的社區服務，希望透過社區住戶自己，慢慢發展出遠親不如近鄰的關懷。一個關懷的舉動，讓社區老人知道去哪裡可以找到資源，或生活上的互助幫手。

　　黃喬煜醫師說：「在大安區的麟光站周邊社區，我們是這樣做的：先設立一個社區中可直接聯繫據點，在社區募集一些願意付出也願意服務的民眾，組成社區志工的類似團體，由志工提供電話問安、義剪或邀請社區長輩一同參與的共餐和團康活動。」黃喬煜醫師覺得，他們可以發揮的能量，甚至比醫院的團隊有更大的效果。有時候透過一些宗教團體，例如教會，他們原本就組織化的活動在社區中運作，比方家庭聚會或是送餐等，都是善用資源整合的力量加乘，這也是很好的。

安寧，民眾不是不知道
而是不敢談，不知怎麼談

　　堅叔常和急診科醫師說：「決定病人插管與否並非只要看氧氣濃度數字，醫師如果缺乏同理心與溝通能力，讓插了管的病人因為無法說話，雖然延長了生命，卻可能讓他失去了最後與家人和解的機會，造成病人與家屬的生命遺憾，那這樣的醫療行為，究竟有沒有價值？」

　　長久以來醫師依附在醫院或診所之中，沒有走出白色巨塔，是看不見病人的真正需要，行醫多年，堅叔慢慢、深深的體悟到「病人的心病其實比生理上的病還多」，而心理上的需求往往是在診間看

不見的。醫師的責任不只是醫病，很多時候，更是在「醫心」；堅叔時時提醒著市聯醫團隊：「走進社區，醫病也醫心，學習傳統老醫生的胸懷，建立信賴與尊重的醫病關係。」

走入社區談安寧，最大的挑戰是要在別人的地盤上，和隨時可能造訪的死神交手

　　由於許多病患的瀕死期長達幾個月，在與病患及家屬相處下，醫療團隊成為他們生活的一部分；醫師付出越多，家屬越是感動。堅叔認為，安寧照顧屬於「沒有人願意做的『該做的事』，吃力不討好！」但聯醫承接後，受惠最多的反倒是醫療團隊本身，在這個過程中重新認識生命的價值，找回執醫的初衷。

　　居家醫療在長照中是很重要，但在整個生命裡，安寧療護是最核心的。全臺灣有九成的失能病

人是在家中依賴照顧，臺北市有九成五的失能病人也是在家照顧；所以大部分失能病人是在家裡。美國有資料顯示：出門不容易的老年人，兩年死亡率是四成。

黃喬煜醫師認為：「民眾是不知道，而不是不敢談，不願意去談。不是他們不想要，其實有時候是需要一個機會，缺人開啟這個話題，跟他們討論到這件事情。民眾其實心裡也想完整的知道、了解這件事，可是若沒人開啟話題，他們不太願意主動去談、也會顧忌到身邊親人的感受，就越不知從何談起。」

「真正要談才知道他們的想法，雖然我還這麼年輕，我在安寧部分接觸的個案，或許比同齡的醫師多，可是還是比很多資深的醫師少，覺得安寧這件事是需要一步一步的跟病人溝通，慢慢累積出談話技巧，因為每個病人都不太一樣，有些

病人希望你很積極跟他做討論，有些病人他就是避而不談。」

道謝、道愛、道歉、道別的心無掛礙遠行

照顧病人是連續性的！

當末期病人慢慢走到安寧階段時，團隊會開始跟他或家屬談未來可能會遇到的事情，而不是說病人忽然發生一些狀況，進了醫院的加護病房才跟他們談，要讓他們有一些心理建設的準備，這會需要一個緩衝性的照護，才有辦法提供。

人一生到頭來，誰不希望在臨終時求得「好死」，而安寧照護就是讓病人在末後的生命裡，過得

平靜舒適，家屬沒有遺憾。因此，如果病人有未了的心願，團隊能做到的，也常幫病人圓滿。

「這就是四道人生！」堅叔說：「向曾幫過自己的人，說聲謝謝；向愛自己的人、自己所愛的人，說聲我愛你，謝謝你一生的包容與滿滿的愛；向有所失禮或誤會的人說道歉；向友好的親朋道別。這樣心安理得的遠行，不好嗎？」道謝、道愛、道歉、道別，何其瀟灑的揮揮衣袖、不帶走一片雲彩的「四道人生」。

在市聯醫所照顧過的病人中，末期病人走了，家醫科的孫文榮醫師說：「我們並不會就從此和病人家屬不再往來，我們還是會對家屬做些關懷，比方悲傷輔導、追思回顧，讓生者記著家人最後一程的圓滿，沒遺憾。」而走過生死扶持的這種醫病關係，常留給個案家屬從悲傷中走出來的力量。

完整的長照，從生到死的關懷

臺灣在 2000 年時就已通過《安寧緩和醫療條例》，末期病人可選擇不接受心肺復甦術或維生醫療。而新的《病人自主權利法》將於 2019 年 1 月 6 日上路，這也是亞洲第一部保障病人自主權利的專法。最重要的變革是「知情告知」，明定「必須告知本人」，病人未明示反對時，亦得告知其關係人，真正落實醫療自主。

在五種特定臨床條件下，包括末期病人、不可逆轉之昏迷狀況、永久植物人、極重度失智，以及其他痛苦難以忍受或無法治癒的疾病；病人可透過「預立醫療照護諮商」（ACP）過程，事先做出「預立醫療決定」（AD），來表達自己選擇拒絕「維持生命治療」及「人工營養及流體餵養」的意願。

啟動生命末期的安寧諮詢討論，是個管師在社

區提供從生到死的生活照顧中，很重要的一環。但國人很多家庭還是很忌諱談到善終相關議題，尤其是還在醫病關係建立期，就要和個案及其家屬試探性討論，知道他們的想法，尋找合適介入的機會。

　　病人若是在醫院，解釋病情由醫師主導，家屬對醫師所提的善終計畫較聽得進去。如果轉而由個管師啟動，對個管師是一項挑戰，由個案的病體照顧開始，進而導向對生命末期的認知、導引，到成功讓個案及其家屬有安寧善終的共識，團隊的個管師們，隨著時間及照護經驗的累積，總算漸入佳境，從被個案拒上開門到開門迎接，甚至在大熱天會先幫準備電風扇；會關心個管師餓了沒；從名片被隨意丟在桌上，到電話會輸入快捷鍵連結個管師的電話；當個案能如願在宅往生，看到家屬在告別式後傳來感謝訊息，都讓個管師更有信心及願力，繼續穿梭在社區努力經營長照的服務。

很末期、很末期的吳媽媽……

吳媽媽 76 歲，中度失能、高血壓、心臟病、糖尿病史 30 年，因為神經病變，下肢整個沒力。平常只有外傭同住照顧。剛開始每周三要洗腎時，阿銘會專程來揹媽媽下樓，走到對街的診所洗腎。

里長看見一問之下，覺得這樣也不是辦法，就到社區整合照顧服務所找人幫忙。當個管師去時，吳媽媽腸胃道出血去住院了。等吳媽媽出院，做家訪時阿銘立刻先問：「有沒有辦法先解決媽媽上下樓的問題？」於是個管師幫忙提供爬梯機、無障礙環境改善、教外傭怎樣去操作爬梯機。

問到是否需要居家醫療協助時，阿銘覺得：「我們現在一三五都會去洗腎室洗腎，算有面對醫療了，所以應該不用吧？萬一有什麼狀況，問洗腎室就好了呀！」

「那對於媽媽這樣洗腎又重度失能，有沒有想到萬一病情再有變，你的想法是？」

「不要讓媽媽辛苦就好了。」阿銘不假思索的回答個管師。

吳媽媽半躺半坐床上說：「辛苦一世人啊，能順順啊走，嘜甘苦到就好啊！」

第二次訪視時，隔不到兩個禮拜，個管師覺得今天阿嬤怎麼那麼嗜睡，阿銘認為：「我媽偶爾就會這樣很嗜睡，洗腎那邊的醫生說，有時候是因為腎毒素的關係，反正我們下午還要去洗腎，再問醫生看看。」

個管師要離開時吳媽媽醒來了，外傭要幫她換外出服，吳媽媽搖搖手，連起床都不想。

個管師覺得狀況不太對，阿銘說：「不要緊，讓媽媽再睡一下，我們晚點再去洗腎好了。」

個管師小聲的問阿銘：「要不要安寧團隊過

來？」

「等下去洗腎再問問醫生看看，我媽是不是已經到了生命末期再說好了。」

隔天個管師很不放心，上午忙去探望，發現吳媽媽狀況非常不好，忙聯絡去上班的阿銘，可是他說：「結果昨天沒去成，下午還會帶媽媽去洗腎再問醫生看怎麼說。」

「趕快請其他的親屬過來吧！」也是資深護理的個管師說：「吳媽媽真的不行了。」當天一過中午，吳媽媽就往生了。

阿銘錯愕極了：「怎麼會這樣？怎麼會這麼快？」

有時候，這些很末期很末期的病人，從接案不到幾天就走了，根本來不及多幫點什麼，反而轉成對措手不及家屬們的悲傷輔導。在這個個案裡，吳媽媽後事處理完後，阿銘到服務所來謝謝個管師：

「還好妳有先跟我談了一些末期病人的事，對媽媽走雖然也有心理準備，可是這麼快、我真的有被嚇到……很難過，謝謝妳們讓我不會慌，知道要怎麼去處理後事，心很安定。」

揮揮衣袖的瀟灑

這對八十多歲的老夫妻，先生有慢性阻塞性肺疾病、高血壓、心臟病、長年洗腎；太太也有高血壓、心臟病、因為骨鬆背駝得很明顯，以至於影響到她的行動。獨子車禍過世多年，剩下年近六十的媳婦、外傭住在一起。

媳婦必需得工作賺錢，兩個孫子都在國外分別攻讀碩士和博士，年輕的外傭同時面對兩老，不曉得應該要怎麼照顧，下班回家後的媳婦長年下來身心交瘁。 透過鄰長的通報，長照的居家醫療團隊進去了。實際上夫妻倆的狀況都很不好，慢性病的藥

也沒在認真照醫囑吃，團隊試著和媳婦溝通，啟動生命末期的討論。

　　看起來比實際年齡蒼老很多的媳婦說：「原本就診的醫院懷疑公公有大腸癌，因為他腸道出血，可是我公公覺得自己年紀大了，不想再做一些侵入性的檢查，也覺得死有什麼可怕？到了那邊還可以跟兒子再見。」媳婦茫然的看著窗外：「至於我婆婆，很傳統，丈夫就是天，什麼都先生說了算，她完全不會有意見。」

　　來居家看診的醫師發現兩位老人家光是慢性病的藥就有 14 種，其中重複用藥滿嚴重的，追問之下，才知道他們拿著處方箋，到社區附近藥房拿藥。團隊找了社區最近的一家藥局，那位藥師人非常好，願意和團隊一起訪視，他發現怎麼這麼多的藥都沒有吃啊？原來兩個老人家吃藥本來就不可能吃得很正確，常吃一吃，就搞不清哪種吃了哪種還

沒？藥師就用「餐包裝」，每一包的量含這一餐要吃
的幾種藥包裝成一小袋，照三餐吃的放同一個藥
袋，早晚吃的畫上太陽和月亮放另一袋，老先生的
藥袋畫藍色的星星，老太太的藥袋畫紅色的星星，
這樣外傭也不會弄錯。在藥物整合後，14 種藥變成
吃 8 種就可以了。

　　談到安寧照顧，老先生說：「兒子發生車禍往生
時，太太就曾吃偷存的安眠藥想自殺，還好我發現
得快……」一提起兒子，老太太眼淚直掉。「救回來
後我問她，我一身病，妳叫我怎麼獨活？要自殺，
也記得要找我一起走哇！」老先生哭了……「活到
這把年紀，喪子之痛，豈止痛徹心腑？生有何歡？
死有何懼？」

　　「我們現在，只求好走，不要拖累到媳婦、孫
子……」老太太深情望著老先生，老先生輕握坐在
身邊老妻的手：「我們一生，俯仰無愧天地良心，活

得有尊嚴，走，也要走得有尊嚴。」老先生起身進
臥房，出來時手上拿著信封套交給媳婦：「趁今天，
就當著大家的面，做個見證，把該簽的意願書，簽
一簽了吧！」

後 記
談笑用兵話生死
/二泉印月

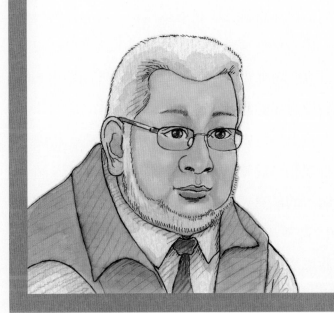

你曾聽過這樣的演講嗎？

主講者要你哭就哭、要你破涕為笑，你又忍不住眼眶裡淚水還打著轉，就會心的笑了出來。當然，這絕不是什麼宗教道場的聚會！

2010 年認識堅叔，終於發現儘管光陰似箭日月如梭，能跑贏得過的，是堅叔滿頭不可思議的白髮速度。堅叔搭捷運幾乎都會被讓座，以至於堅叔身旁的愛妻曹老師要忙著澄清：「謝謝，不用不用，他沒你想像的那麼老啦！」

堅叔出身望族世家，含著金湯匙出生，相處久了，很難相信胖嘟嘟的堅叔，沒有半點匪類（請台語發音）的氣息，身段柔軟，遇強則強遇若則弱。越是出入平凡百姓人家，堅叔就像厝邊當家的阿伯，鉅細靡遺關心；該大小聲幫病人爭權益時也沒在怕，該輕言軟語時，常把老人家和一家大小在情

在理的說得服服貼貼。

　　聽堅叔和病人對話，要不是明明身在診間，會錯覺是兩個老朋友在哈啦話家常，病人會不自覺的掏心掏肺，連華人向來忌諱的「沒救了」、「要死了」、「快往生了」、堅叔都能美言成「要去做仙了」，讓病人家屬得到寬慰與心安。也許是因為談的態度太從容、太自然，聽的人會頗為認同的放下。我有時候會想，還好堅叔這人的心不壞，沒走偏鋒，沒去帶詐騙集團。

　　堅叔的第一本書《生死謎藏》，出書前衛教主管機關推 DNR 十年，DNR（Do Not Resuscitation）中文翻成「末期病人在臨終或無生命徵象時，不施予心肺復甦術」，簽意願書的人數約四萬人，堅叔出書一年後，簽 DNR 的人數衝破八萬多人，我跟堅叔說：「你看《生死謎藏》有螞蟻雄兵的力量！」所以，我們三度攜手合作，出了這本談長照的書。

　　要特別謝謝臺北市聯醫總院，長期照護規畫發展中心翁瑞萱主任，堅叔超忙，寫書過程分身乏術：「去找瑞萱！」於是瑞萱就成了我和堅叔間的夾心餅乾，被兩邊交相擠壓！還好事實證明，瑞萱是朵壓不扁的玫瑰，重點是瑞萱不會狐假虎威擺架勢、看事心存悲憫，多有人情味，這應該是她長年奔走在民間的弱勢族群中，看多了人情世故的起起落落有關吧！

　　很多受過堅叔團隊臨終照顧的病人家屬，事後都會很感激的對堅叔說：「能死在你們手上，真的是福報！」所以坦白說，我也希望，能有這種了無遺憾的福報！

國家圖書館出版品預行編目（CIP）資料

希望你用不到，但一定要知道的：長照
黃勝堅、翁瑞萱口述；二泉印月採訪整理.
-- 初版. -- 臺北市：大塊文化, 2018.11
　面；　公分. --（Care；60）
ISBN 978-986-213-925-7（平裝）
1.長期照護　2.健康照護體系
419.71　　　　　　　　　　107016251

CARE

Good Care ,
Good Living

CARE
Good Care ,
Good Living

CARE
Good Care ,
Good Living

CARE

Good Care ,
Good Living